Abrar Ahmad
Rehana Shahnawaz Buriro
Toufique Ahmed Qureshi

Efeitos bioquímicos e histopatológicos do meloxicam em coelhos

Abrar Ahmad
Rehana Shahnawaz Buriro
Toufique Ahmed Qureshi

Efeitos bioquímicos e histopatológicos do meloxicam em coelhos

Efeitos do meloxicam (inibidor preferencial da COX-2) no estado funcional do fígado e dos rins do coelho utilizando duas doses

ScienciaScripts

Imprint

Cover image: www.ingimage.com

This book is a translation from the original published under ISBN 978-620-2-09610-2.

Publisher:
Sciencia Scripts
is a trademark of
Dodo Books Indian Ocean Ltd. and OmniScriptum S.R.L publishing group

120 High Road, East Finchley, London, N2 9ED, United Kingdom
Str. Armeneasca 28/1, office 1, Chisinau MD-2012, Republic of Moldova, Europe
Printed at: see last page
ISBN: 978-620-8-01366-0

ÍNDICE DE CONTEÚDOS

ESTE HUMILDE ESFORÇO DEDICO-O AO MEU RESPEITADO PAI

Sr. SALIM AHMAD

(*M.A. B.Ed, SCT*)

Cujos esforços me elevam de nada a grandes alturas

E especialmente para

A MINHA QUERIDA MÃE

Que é como o Céu para mim e sem cujo apoio, encorajamento
e orações eu não poderia ter tido sucesso em qualquer etapa da vida

AGRADECIMENTOS

Nunca teria sido capaz de terminar a minha dissertação sem a compaixão e a benevolência do Todo-Poderoso, Todo-Poderoso, Supremo "**ALLAH**", que me permitiu cumprir o requisito do grau de M. Phil com sucesso e de forma satisfatória.

Gostaria de expressar o meu mais profundo sentimento de gratidão a:

A minha respeitada professora e supervisora de investigação, Dr.ª Rehana Buriro, Professora Associada do Departamento de Farmacologia Veterinária, Faculdade de Zootecnia e Ciências Veterinárias, Sindh Agriculture University Tandojam, pelos seus ilustres conselhos, orientação técnica, sugestões inspiradoras e sinceras, feedback atempado e surpreendente, críticas produtivas e atitude encorajadora quando necessário e sem a qual teria sido quase impossível produzir este trabalho.

Co-orientadores, Dr. Toufique Ahmed Qureshi, Professor, Departamento de Farmacologia Veterinária e Dr. Saeed Ahmed Soomro, Professor Assistente, Departamento de Fisiologia Veterinária e Bioquímica, Faculdade de Zootecnia e Ciências Veterinárias, Sindh Agriculture University Tandojam, pela sua orientação atenciosa e pelo fornecimento de reagentes químicos utilizados durante o trabalho de investigação.

Dr. A.G. Arijo, Professor e Presidente do Departamento de Parasitologia Veterinária, por ter disponibilizado as instalações do Biotério, Dr. Zaheer Ahmed Nizamani, Professor Associado e Presidente do Departamento de Patologia Veterinária e Dr. Jamil Ahmed Gandahi, Professor Assistente do Departamento de Anatomia e Histologia, pelas suas valiosas sugestões e conhecimentos em procedimentos histológicos.

O apoio e a cooperação constantes de todos os meus colegas, especialmente Akhtar Ali, Shah Fahad, Muhammad Shoaib, Fazal Ur Rehman, Syed Ihsan Ahmad, Junaid Iqbal, Muhammad Adnan, Muhammad Atif, Miss Naseem Rao, Karam Elahi, Khalid Hussain, Saqib Fazlani e Abdul Jabbar Mahar, assistente de laboratório do Departamento de Fisiologia e Bioquímica Veterinárias, pelo seu apoio durante todo o trabalho de investigação.

Por último, mas não menos importante, os meus agradecimentos cordiais aos meus queridos pais, ao meu tio Dr. Bashir Ahmad, aos meus irmãos Shakeel Ahmad, Shahid Ahmad, Ashfaq Ahmad e às minhas irmãs pelo seu amor, orações e encorajamento sem fim. Diverti-me imenso em Tandojam, muito obrigado.

ABRAR AHMAD

LISTA DE ABREVIATURAS

ALP- Alkaline phosphatase

ALT- Alanine aminotransferase

AST- Aspartate aminotransferase

BUN- Blood urea nitrogen

Conc- Concentration

COX-1- Cyclooxygenase-1

COX-2- Cyclooxygenase-2

DPX- Distrene Plasticizer Xylene

EDTA- Ethylene diamine tetra acetic acid

HCl- Hydrochloric acid

H. E- Hematoxylin and Eosin

I.M- Intramuscular

I.V-Intravenous

I.P- Intraperitoneal

Mg/dl- Milligrams per deciliter

mmol- millimoles

NaCl- Sodium chloride

NSAID- Non steroidal anti-inflammatory drugs

PBS- Phosphate buffered solution

PG- Prostaglandin

PGE_2- Prostaglandin E

PGI_2- Prostaglandin I

P.O- Per Oss

S.C- Subcutaneous

S.R- Sustained release

U/L- Units per liter

µl- microlite

RESUMO DA TESE DE ABRAR AHMAD

Para o Master of Philosophy Major Veterinary Pharmacology

TITLE: EFEITO DO MELOXICAM NO FÍGADO E NO RIM DO COELHO: UM ESTUDO BIOQUÍMICO E HISTOPATOLÓGICO.

O presente estudo teve como objetivo avaliar o efeito do meloxicam, um AINE inibidor preferencial da COX-2, no estado funcional do fígado e dos rins do coelho. Para o efeito, foram utilizados 18 coelhos clinicamente saudáveis, que foram agrupados em três grupos: A, B e C. Aos coelhos do Grupo B e do Grupo C foram administradas doses terapêuticas (1,5mg/kg de peso corporal) e duplas (3,0mg/kg de peso corporal) de meloxicam, respetivamente, durante sete dias consecutivos. O grupo de controlo (A) não foi tratado. Foram colhidas amostras de sangue nos dias 1, 3, 5 e 10 após o tratamento para a avaliação dos marcadores bioquímicos, ao passo que a histopatologia das amostras de tecido dos animais tratados e de controlo foi realizada nos dias 5 e 10 após a última dose administrada.

Os níveis de ALT, ALP e Ureia séricos aumentaram significativamente ($P<0,05$) com a dose terapêutica no dia 1 após o tratamento. Enquanto que o tratamento com a dose de 3,0 mg/kg b.w. mostrou um aumento significativo ($P<0,01$) nos dias 1, 3, 5 e no 10º dia ($P<0,05$) após a administração da última dose. Não se observou qualquer diferença significativa nos níveis de AST, Bilirrubina e Creatinina séricas do grupo B. No entanto, observou-se um aumento altamente significativo ($P<0,01$) nos níveis de AST séricas até ao último dia no grupo C. Enquanto que o nível de Creatinina aumentou significativamente ($P<0,01$) até ao dia 5 e depois ($P<0,05$) até ao dia 10 em comparação com o controlo. Os valores de bilirrubina foram significativamente mais elevados ($P<0,01$) nos dias 1 e 3 e ($P<0,05$) no dia 5th após a administração da última dose.

Os estudos histopatológicos do fígado e dos rins dos coelhos do Grupo B, tratados com a dose terapêutica, revelaram alterações ligeiras no fígado (ligeira dilatação dos sinusóides e da veia central, com ligeira proliferação das células de kupffer) e nos rins (ligeira dilatação dos túbulos contorcidos distais e ligeira rutura dos túbulos contorcidos proximais) no dia 5 após o tratamento, que voltaram completamente ao normal no dia 10 após o tratamento. Em contraste, alterações marcantes no fígado (necrose grave & vacuolação dos hepatócitos, rutura do ducto biliar e dilatação grave da veia central) e nos rins (contração grave do glomérulo com espaços de Bowman alargados, vasoconstrição das arteríolas, núcleos congestionados e rompidos dos túbulos contorcidos distais, lúmens obliterados do túbulo contorcido proximal e infiltração celular inflamatória ligeira) foram observadas no dia 5 após o tratamento no Grupo C, que persistiram até ao dia 10.

Conclui-se que o efeito do meloxicam (bioquímica e histologicamente) é dependente da dose e do tempo, que foi reversível com a dose terapêutica, mas persistente com a dose dupla.

CAPÍTULO - I

INTRODUÇÃO

Os anti-inflamatórios não esteróides (AINE) são um grupo de medicamentos com propriedades anti-inflamatórias, antipiréticas e analgésicas (Cooper *et al.*, 2009). São sobretudo utilizados em animais e seres humanos para o alívio da dor, da febre e da inflamação (Mahmood *et al.*, 2010). Quase todos os AINEs exercem os seus efeitos através da inibição da enzima ciclo-oxigenase (COX), o que acaba por inibir a conversão do ácido araquidónico (um ácido gordo da dieta) em prostaglandinas durante a inflamação (Dewitt *et al.*, 1993, Sozer *et al.*, 2011 e Modi *et al.*, 2012). A ciclo-oxigenase existe em duas isoformas, COX-1 (constitutiva) e COX-2 (induzida), no entanto, Hinz *et al.*, (2006) e Chahade *et al.*, (2008) referiram que existe outra forma denominada COX-3 que está provavelmente presente no cérebro e é uma alternativa do gene para a COX-1, mas a sua função específica ainda não é totalmente conhecida. A COX-1 é expressa nos tecidos gastrointestinais, nos rins, nas plaquetas e em muitas outras células e possui uma função protetora e de monitorização, estando envolvida na regulação dos processos fisiológicos normais (Smith e Dewitt 1996), enquanto a COX-2 está presente em baixas concentrações na maioria dos tecidos normais, como os rins, o fígado e os pulmões (Seibert *et al.*, 1994), e desempenha um papel importante nos processos patológicos, como na inflamação e na neoplasia, sendo predominantemente uma enzima induzível (Lascelles *et al.*, 2007).

Considera-se que o desligamento da COX-2 facilita a ação terapêutica dos AINE, enquanto a inibição da COX-1 resulta geralmente em efeitos secundários indesejáveis (Gunes *et al.*, 2011 e Vane 1994), uma vez que a COX-1 é descrita como uma entidade fisiológica protetora em vários órgãos, incluindo o estômago (Churchill *et al.*, 1996). No entanto, estudos demonstraram que a inibição da COX-2 também causa efeitos secundários significativos. Os efeitos secundários mais graves associados à inibição da COX-2 são problemas renais que incluem inflamação, fibrose e mineralização papilar (Morham *et al.*, 1995). Estes estudos sugerem que a deficiência de COX-2 prejudica as funções renais e causa hipertrofia dos nefrónios e, subsequentemente, esclerose glomerular (Brenner 1985).

O diclofenac, um AINE, foi apontado como uma das principais causas do declínio da população de abutres no subcontinente. As populações de abutres de dorso branco oriental (*Gyps bengalensis*), de bico comprido (*Gyps indicus*) e de bico fino (*Gyps tenuirostris*) registaram uma redução superior a 95% desde 1990 (Prakash *et al.*, 2003). Afirma-se que a mortalidade causada pelo diclofenac é a principal razão da queda pragmática da geração de abutres (Green *et al.,* 2004). Por conseguinte, vários AINE são atualmente utilizados como substitutos, incluindo o meloxicam, após a proibição do diclofenac em 2005-06 na prática veterinária no Paquistão, na Índia e no Nepal; no entanto, é referido que as marcas baratas facilmente disponíveis para uso humano continuam a ser utilizadas indevidamente em animais (Cuthbert *et al.,* 2006).

O meloxicam é um AINE amplamente utilizado em humanos, bovinos, búfalos, cabras e cães numa variedade de doenças inflamatórias. Trata-se de um derivado do oxicam, que pertence ao grupo dos AINEs com ácido enólico. O seu título químico é 4-hidroxi-2-metil-N-(5-metil-2-tiazolil)-2H-1,2-benzotiazina-3-carboxamida-1,1-dióxido (Mahmood *et al.*, 2010). É um pouco solúvel em acetona, dimetilformamida e muito ligeiramente solúvel em etanol (96%) e metanol. É insolúvel em água a um pH ácido-neutro e muito solúvel a um pH básico. É um inibidor relativamente seletivo da COX-2 na sua dose terapêutica mais baixa e actua como anti-inflamatório ao inibir a síntese de prostaglandinas nas células inflamatórias (Fleischmann *et al.*, 2002). Tem 12 vezes mais seletividade na inibição da atividade da COX-2 do que da COX-1 (Wani *et al.*, 2014 e Kay-Mugford *et al.*, 2000).

O meloxicam, tal como a maioria dos outros AINE, é bem absorvido pela mucosa gástrica e intestinal quando administrado por via oral. Está ligado à albumina plasmática em cerca de 99,5 % e as experiências em animais mostraram que o meloxicam é distribuído principalmente para órgãos altamente perfundidos, como o fígado e os rins (Busch 1994). É basicamente metabolizado no fígado através da ação de reacções de fase I (oxidação), em que normalmente o grupo metilo da fração tiazolil é oxidado. Metabolitos adicionais originam-se como consequências da clivagem do anel tiazina (Turck *et al.*, 1996). É convertido em quatro metabolitos inactivos que são rapidamente eliminados, o que leva a uma semi-vida mais curta ($t_{1/2}$) em comparação com o tenoxicam e o piroxicam, que são depois normalmente excretados na urina (Mahmood *et al.*, 2010).

O meloxicam, isoladamente ou em associação com medicamentos antimicrobianos, é indicado para utilização em ruminantes no tratamento de laminite, mastite, miosite, pleurite, pneumonia, parto prematuro, entorse, sinovite, inflamação grave e prolongada associada a doenças músculo-esqueléticas e no tratamento da dor pós-operatória. Os principais efeitos secundários do meloxicam são irritação gastrointestinal (vómitos, diarreia e ulceração). Os efeitos secundários raros mas importantes incluem toxicidade hepática e renal (Vane e Botting 1997).

O meloxicam é descrito como sendo mais seguro, uma vez que produz uma ocorrência consideravelmente menor de efeitos adversos gastrointestinais em comparação com o diclofenac e o naproxeno (Hawkey *et al.*, 1998 e Wojtulewski *et al.*, 1996). Provoca uma menor ocorrência de nefrotoxicidade e, por conseguinte, foi largamente substituído pelo diclofenac (Mahmood *et al.*, 2010). No entanto, vários relatórios indicaram que o meloxicam também causou hepatotoxicidade, nefrotoxicidade e ulcerações G.I.T. (Mahaprabhu *et al.*, 2011).

O meloxicam revelou lesões hepáticas em caninos (Nakagawa *et al.*, 2005). Também foi relatado que o uso persistente de meloxicam agravou a ulceração digestiva extensa e a gastrite crónica quando utilizado como tratamento habitual para a dor osteoarticular em cães (Victor *et al.*, 2014). O exame histopatológico revelou que o meloxicam causava inflamação celular em fase proliferativa no fígado e nefrite intersticial focal nas células renais (Burukoglu *et al.*, 2014).

O meloxicam é frequente e extravagantemente utilizado na prática veterinária e pode eventualmente causar efeitos deletérios no fígado e nos rins quando utilizado numa variedade de doses e duração. Os modelos animais experimentais são sempre utilizados para avaliar os vários efeitos dos fármacos. Até à data, foram realizados muito poucos trabalhos sobre exames bioquímicos e histopatológicos em coelhos tratados com meloxicam, pelo que este estudo foi concebido para examinar os efeitos de duas doses diferentes de meloxicam nos parâmetros bioquímicos e histopatológicos que indicam o estado funcional do fígado e dos rins. Este estudo ajudará a fornecer uma base para a utilização potencial do meloxicam em animais de grande porte.

Os principais objectivos do presente estudo foram:

1. Avaliar os efeitos bioquímicos séricos de diferentes doses de Meloxicam relativamente às funções hepática e renal em coelhos.

2. Observar alterações histopatológicas com diferentes doses de Meloxicam no fígado e nos rins de coelhos.

CAPÍTULO - II

REVISÃO DA LITERATURA

Dale e Foreman (1989) afirmaram que todos os AINEs têm três funções típicas: anti-inflamatória, antipirética e analgésica, embora a influência de um medicamento possa variar significativamente em relação a cada ação. Foram comercializados vários AINE para substituir o diclofenac, cuja utilização em animais foi proibida no subcontinente em 2005-06 devido aos seus efeitos devastadores nos rins, que provocaram um declínio da população de três espécies de Gyps até 95% (Prakash *et al.*, 2003). O meloxicam, um derivado do oxicam, é um inibidor preferencial da COX-2 que substituiu principalmente o diclofenac, uma vez que causava poucos efeitos secundários nos rins em comparação com o diclofenac. O meloxicam é utilizado recorrentemente na prática veterinária em combinação com medicamentos antimicrobianos ou isoladamente numa série de patologias que englobam a dor e a inflamação, mas foram efectuados numerosos relatórios e estudos que indicavam que o meloxicam causava efeitos secundários prejudiciais no fígado e nos rins.

Ibrahim *et al.* (2000) efectuaram um estudo sobre parâmetros renais e hepáticos em 32 coelhos brancos, que foram divididos em 4 grupos para observar o efeito da betametasona e do meloxicam. Relataram que os valores séricos de AST foram significativamente aumentados com doses terapêuticas e duplas de meloxicam após 24 e 72 horas de administração. Enquanto a atividade ALT demonstrou estar significativamente aumentada com a dose dupla de meloxicam e betametasona, mesmo após 24 horas. A bilirrubina total, a ureia e a creatinina também se mostraram significativamente aumentadas com doses duplas de meloxicam e betametasona.

Nakagawa *et al.* (2005) estudaram o efeito do meloxicam (0,2mg/kg S.C) em cadelas previamente tratadas com carprofeno (4mg/kg P.O.). Ao efetuar a análise química do soro, foi registado um aumento significativo da ALT, AST, ALP e bilirrubina. O relatório post-mortem revelou hepatomegalia, necrose hepática aguda, degenerescência em balão (alteração vacuolar) e dispersão de focos brancos em todos os lóbulos do fígado, enquanto o exame histopatológico dos rins revelou necrose tubular aguda e lesões hemorrágicas. Conclui-se deste estudo que o meloxicam causou alterações nos marcadores hepáticos e renais e lesões nos tecidos hepáticos e renais em cães.

Turner *et al.* (2006) avaliaram as alterações bioquímicas induzidas pelo meloxicam (0,3 e 1,5 mg/kg P.O.) em coelhas fêmeas, em doses únicas ou repetidas durante cinco dias, a fim de definir o regime de dosagem e o intervalo de dosagem adequados para utilização clínica. Avaliaram os parâmetros químicos do soro, tais como (proteína total, ureia, creatinina, fosfatase alcalina e alanina aminotransferase antes e 5 dias após o tratamento. Foi registado um aumento significativo do nível de ureia, ALP e creatinina de uma forma dependente da dose com o aumento da dosagem, enquanto o nível de ALT aumentou de forma não significativa. O seu estudo sugeriu que 1,5 mg/kg de meloxicam P.O. para coelhos era uma dose adequada para atingir uma concentração eficaz no sangue.

Hussain *et al.* (2007) realizaram um estudo sobre o efeito protetor da silimarina (*Silybum marianum*) na suspeita de lesão renal e hepática por piroxicam e meloxicam. Avaliaram 220 pacientes humanos com osteoartrite que foram divididos aleatoriamente em cinco grupos. Os grupos receberam silimarina 300 mg/dia isoladamente, piroxicam 20mg/dia isoladamente, meloxicam 15mg/dia isoladamente e uma combinação de silimarina com cada um destes fármacos durante 8 semanas. Efectuam testes bioquímicos antes e depois do tratamento para todos os grupos, incluindo ureia sérica, creatinina, ALP, ALT e AST. As suas conclusões mostraram um aumento significativo dos níveis de ureia e creatinina séricas no grupo tratado com meloxicam em comparação com o pré-tratamento e o grupo com uma combinação de silimarina. O nível de ALP no grupo tratado com meloxicam revelou-se significativamente elevado, ao passo que os valores de ALT e AST para o meloxicam registaram um aumento não significativo.

Periera e Werther (2007) efectuaram um estudo histopatológico sobre o efeito da Flunixina meglumina (5,5mg/kg), do Cetoprofeno (2,5mg/kg) e do Meloxicam (0,1mg/kg) nos tecidos renais de papagaios periquitos (*Melopsittacus undulatus*). Um total de 64 periquitos foram divididos em 8 grupos experimentais. Seis grupos foram tratados com Flunixin Meglumine, Ketoprofen e Meloxicam durante três ou sete dias por via intramuscular, enquanto dois grupos foram mantidos como controlo. O seu estudo mostrou que os periquitos que receberam Flunixin Meglumine, Cetoprofeno e Meloxicam durante 3 dias não causaram efeitos deletérios proeminentes nos tecidos renais; no entanto, com sete dias de tratamento, os rins mostraram necrose tubular, congestão glomerular e dilatação tubular com Flunixin Meglumine, Cetoprofeno e Meloxicam, respetivamente.

Al-Rekabi *et al.* (2009) efectuaram um estudo sobre o efeito do meloxicam nos parâmetros bioquímicos e histopatológicos em ratos albinos. Os ratos foram divididos em três grupos T1, T2 e um grupo de controlo. T1 e T2 foram administrados com 0,2 e 0,6mg/kg b.w, respetivamente, durante 60 dias. Foram recolhidas secções de sangue e de fígado para histopatologia antes da eutanásia dos ratos. Verificaram uma alteração não significativa no nível de ureia no sangue de ambos os grupos. Revelaram também que os níveis séricos de AST, ALT e ALP estavam significativamente aumentados em ambos os grupos em comparação com o controlo. Os resultados histopatológicos do fígado revelaram alterações variáveis que iam desde a necrose extensa com infiltração linfocítica ligeira no grupo T1, enquanto o fígado do grupo T2 apresentava infiltração linfocítica, áreas hemorrágicas e necrose grave.

Kumar *et al.* (2010) avaliaram a nefrotoxicidade de doses fixas de inibidores não selectivos, preferenciais e selectivos da ciclo-oxigenase em ratos Wistar. Os ratos receberam doses graduais de ibuprofeno, celecoxib e meloxicam, isoladamente ou em combinação com paracetamol, durante 2 semanas. O meloxicam foi administrado numa dose de 0,9 mg/kg e 1,35mg/kg. Noutro grupo, utilizou-se 0,9mg/kg em combinação com 100mg/kg de paracetamol. Após o tratamento, os ratos foram submetidos a eutanásia e os seus rins foram removidos para avaliar a nefrotoxicidade causada pelos diferentes fármacos utilizados no ensaio, isoladamente ou em combinação com o paracetamol. Os achados histopatológicos dos rins revelaram congestão e inflamação ligeira na papila renal e congestão intersticial no grupo tratado com 0,9mg/kg de meloxicam. No grupo que recebeu 1,35mg/kg de meloxicam, registou-se congestão vascular e inflamação intersticial moderada de natureza mista, enquanto no grupo em combinação com paracetamol se registou uma inflamação crónica de tipo misto, moldes tubulares e alterações vasculares.

Pehlivan *et al.* (2010) compararam os efeitos renais de dois AINE; inibidor preferencial da COX-2 e inibidor não específico da COX, ou seja, Meloxicam e Lornoxicam, respetivamente, em trinta ratos Sprague-Dawley machos. Os ratos foram divididos em três grupos que receberam 0,9% de NaCl, 5,8mg/kg de meloxicam e 1,3mg/kg de lornoxicam por via intraperitoneal (I.P) durante duas semanas. Após o tratamento, foram colhidas amostras de sangue e de urina para verificar os marcadores bioquímicos. Os ratos foram submetidos a eutanásia e foi efectuada uma nefrectomia. Os autores relataram que, no grupo tratado com meloxicam, os valores séricos de sódio, potássio e BUN estavam significativamente aumentados em comparação com o grupo de controlo e de lornoxicam. A análise da urina revelou que a depuração da creatinina estava significativamente diminuída. O exame histopatológico revelou a presença de cilindros celulares intra-tubulares e congestão intersticial num rato dos grupos M e L. Os resultados sugerem que o meloxicam, embora seja um inibidor preferencial da COX-2, deve ser utilizado com precaução.

Rauser *et al.* (2010) estudaram o efeito de dois AINE, ou seja, o carprofeno e o meloxicam, nas funções renais de porcos miniatura de Gottingen clinicamente saudáveis, que foram divididos em três grupos. Foram recolhidas amostras de sangue antes e depois de sete dias de administração intramuscular do fármaco. Verificou-se que a ureia e a creatinina séricas aumentaram significativamente nos porcos tratados com meloxicam em comparação com o carprofeno, que diminuiu significativamente. Além disso, os porcos tratados com carprofeno apresentavam uma ligeira proliferação de células epiteliais tubulares renais aquando do exame da urina.

Andalib *et al.* (2011) efectuaram um estudo histopatológico comparativo de ratos Wistar tratados com diclofenac e meloxicam, que foram divididos em três grupos. O Grupo D e o Grupo M receberam diclofenac (2,3 mg/kg/dia) e meloxicam (2,3mg/kg/dia), respetivamente, durante dezassete dias, enquanto o Grupo C foi mantido como controlo. Após dezassete dias, os ratos foram sacrificados para observar os seus rins. Ao efetuar a coloração H&E das secções renais, foi revelado que os glomérulos e os túbulos renais eram normais nos grupos M e C, não tendo sido observada qualquer anomalia na membrana basal das células renais no grupo tratado com meloxicam em comparação com o grupo D. Enquanto que os núcleos estavam condensados e os túbulos contorcidos proximais e distais estavam dilatados.

Mahaprabhu *et al.* (2011) efectuaram um estudo sobre os efeitos hematológicos, bioquímicos e histopatológicos do meloxicam em ratos Wistar. Um total de 36 ratos foi dividido em seis grupos, a saber, G1, G2, G3, G4, G5 e G6. O G1 foi o grupo de controlo, enquanto o G2 e o G3 receberam meloxicam a 1,2mg/kg e 2,4mg/kg de peso corporal, respetivamente. O G4 e o G5 receberam a mesma dose de meloxicam juntamente com 200 mg/kg de extrato aquoso de *Ocimum sanctum* (Tulsi) e o G6 recebeu 200mg/kg de *Ocimum sanctum* apenas. A ALP, a bilirrubina sérica e a creatinina sérica aumentaram significativamente no G2 (1,2mg/kg de meloxicam) e no G3 (2,4mg/kg de meloxicam) em comparação com os grupos de controlo. Os achados microscópicos dos tecidos do fígado de G2 e G3 mostraram graus variados de alterações, desde degeneração granular até necrose de hepatócitos de áreas perivasculares. Os tecidos dos rins do grupo 3 mostraram alterações degenerativas extensas do epitélio tubular, nefrite intersticial e hemorragias. Os resultados globais deste estudo sugerem efeitos hepatotóxicos e nefrotóxicos do meloxicam com as suas várias doses.

Musa e Ibrahim (2012) investigaram o efeito da injeção sulcular de meloxicam na atividade da fosfatase alcalina (ALP) em coelhos. Neste estudo, foi utilizado um total de 45 coelhos, divididos em três grupos. O Grupo 1 recebeu meloxicam numa dose igual à dose terapêutica humana (7,5 mg), o Grupo 2 recebeu solução salina normal e o Grupo

3 foi mantido como controlo. Os fármacos foram injectados por via sulcular no tecido gengival labial do incisivo central inferior direito e o sangue foi recolhido da veia da orelha nos dias 1, 3, 7, 10 e 14 após a administração dos fármacos para avaliar a atividade da ALP. Verificaram um aumento significativo do nível de ALP nos dias 1 e 3, que diminuiu ainda mais nos dias subsequentes da análise do sangue.

Sinclair *et al.* (2012) efectuaram um estudo hematológico, bioquímico e histopatológico em codornizes japonesas tratadas com meloxicam. Foram utilizadas 15 codornizes neste estudo, 10 aves receberam meloxicam a 2,0 mg/kg I.M e 5 aves foram mantidas como controlo. As aves de controlo receberam uma solução de NaCl a 0,9% (0,05 ml I.M). Os resultados deste estudo não revelaram alterações significativas nos valores das variáveis hematológicas, no entanto, as actividades plasmáticas de ácido úrico, creatina quinase e AST aumentaram significativamente após o tratamento. Os resultados da necropsia revelaram uma ectasia ligeira dos canais colectores, anisocariose epitelial tubular renal e anisocitose nos rins. As secções do fígado mostraram hepatite linfocítica aleatória e lipidose hepática. Além disso, as aves tratadas com meloxicam apresentaram lesões histopatológicas substanciais limitadas à necrose do músculo peitoral. O estudo sugeriu que o meloxicam causou lesões histopatológicas nos rins, no fígado e nos músculos peitorais.

Torres *et al.* (2013) estudaram comparativamente o efeito do Meloxicam e da Flunixina Meglumina nas funções renais de ratos. Avaliaram a atividade da Ureia e Creatinina a partir de amostras de plasma de sessenta e seis ratos Wistar que foram divididos em três grupos que receberam Meloxicam (2mg/kg) , Flunixin Meglumine (1,1mg/kg) e um grupo de controlo que recebeu solução fisiológica (2ml/kg) por via subcutânea. O estudo foi efectuado em duas fases: na fase inicial, os fármacos foram administrados nas dosagens descritas e, após 24 horas, foi colhido sangue através de punção cardíaca. Foram examinados os níveis de ureia e creatinina no plasma sanguíneo. Após uma semana da segunda indução (fase final), o sangue foi recolhido para exame da ureia e da creatinina no plasma. Os resultados não revelaram alterações nos valores de ureia e creatinina durante a fase inicial, mas na fase final do estudo registou-se um aumento significativo dos níveis de ureia e creatinina.

Bauer *et al.* (2014) investigaram os parâmetros farmacocinéticos de 3 formulações de meloxicam em macacos cynomolgus (Macacos). Compararam uma dose única de meloxicam como formulação de libertação sustentada (S.R), com formulações I.M e orais, administradas durante 3 dias consecutivos. Verificaram que as formulações orais produziam níveis plasmáticos mais baixos e uma duração mais curta do que as formulações I.M, enquanto as formulações I.M atingiam níveis plasmáticos mais baixos em comparação com as formulações subcutâneas de libertação sustentada. Juntamente com outros parâmetros, também efectuaram testes de função hepática e renal. Os seus resultados indicaram que não houve diferença significativa na creatinina, proteína total, ALT, AST e bilirrubina total em comparação com a pré-dosagem com meloxicam.

Burukoglu *et al.* (2014) efectuaram um estudo histológico sobre o efeito do meloxicam no estômago, nos rins e no fígado de ratos Sprague-Dawley. 20 ratos foram divididos em 2 grupos, com dez em cada grupo. Um grupo foi mantido como controlo e ao outro foi administrado meloxicam 15mg/kg por via intra-peritoneal (I.P) durante 15 dias. Os animais foram submetidos a eutanásia aos 15th dias. As amostras de estômago, rins e fígado foram processadas e examinadas sob microscopia ótica. A infiltração de células mononucleares, a formação de pseudo-lóbulos e a congestão venosa nos tecidos parenquimatosos foram reveladas durante o exame histopatológico. As amostras de fígado também apresentavam estase capilar e inflamação em fase proliferativa celular. As amostras de rim revelaram estase glomerular, hipertrofia relacionada e nefrite intersticial focal. A cápsula de Bowman apresentava uma contração.

Inal *et al.* (2014) observaram o efeito de três AINE (Dexcetoprofeno trometamol, Meloxicam e Diclofenac sódico) no processo de consolidação de fracturas em ratos Sprague-Dawley. Dividiram os ratos em quatro grupos aos quais foram administrados Dexketoprofen trometamol, Meloxicam e

Diclofenac sódico durante dez dias após a formação de fracturas diafisárias nos perónios esquerdos de todos os ratos. No dia 28, sacrificaram todos os ratos e observaram os tecidos das fíbulas esquerdas, dos rins e do fígado. Os resultados histopatológicos dos rins mostraram que o meloxicam e o diclofenac de sódio não têm qualquer efeito sobre a lesão glomerular, a fibrose e a inflamação intersticial, no entanto, em geral, os graus de necrose tubular e vacuolização tubular foram significativamente mais elevados em todos os grupos de tratamento em comparação com o controlo. O exame histopatológico do fígado não revelou qualquer efeito na proliferação do ducto biliar, na inflamação da área portal e na trombose da veia central; no entanto, em geral, os graus de degeneração dos hepatócitos, de eosinofilia citoplasmática e de inflamação sinusoidal foram significativamente mais elevados em comparação com o controlo.

Victor *et al.* (2014) avaliaram os efeitos farmacológicos, clínicos e toxicológicos do celecoxibe e do meloxicam para analgesia em cães com osteoartrite de quadril. Os animais foram avaliados quanto às variáveis analgésicas, hematológicas e parâmetros bioquímicos séricos para as funções hepática e renal. Verificou-se que tanto o celecoxib como o meloxicam reduziram a dor articular de acordo com a escala de Melbourne durante 30 dias de tratamento. Foi ainda referido que a ALT e a ALP estavam aumentadas de forma não significativa e não eram indicativas de danos. A creatinina e a ureia mostraram-se normais e não eram indicativas de insuficiência renal, no entanto, concluíram que ambos os medicamentos induziram gastrite crónica.

CAPÍTULO - III

MATERIAIS E MÉTODOS

Animais de laboratório

Para este estudo, foram utilizados 18 coelhos de raça local, clinicamente saudáveis, com a mesma idade e peso entre 2 e 2,5 kg, adquiridos no mercado local de Hyderabad. Os coelhos foram mantidos no biotério da Faculdade de Criação de Animais e Ciências Veterinárias da Universidade de Agricultura de Sindh, em Tandojam.

Período de adaptação

Permitiu-se que os coelhos se aclimatassem e estabelecessem valores de base de controlo durante 15 dias. Os coelhos receberam feno fresco, cenouras, cevada e água ad libitum. Os coelhos foram divididos aleatoriamente em três grupos, ou seja, os grupos A, B e C, com 6 coelhos em cada grupo, e foram marcados com uma faixa de cor diferente e assinalados de 1 a 6 em todos os grupos, para uma identificação correta entre os grupos.

Colheita de amostras de sangue

Para valores de linha de base de controlo/valores pré-tratamento de ALT, AST, Bilirrubina, ALP, Creatinina e Ureia, as amostras de sangue foram colhidas através da veia da orelha. Após remoção dos pêlos das orelhas e esterilização adequada através da aplicação de álcool metílico a 70% na área de colheita. Foram colhidos 5 ml de sangue da veia marginal da orelha de cada coelho em condições assépticas, utilizando uma agulha de calibre 26. As amostras de sangue foram levadas para o laboratório de pós-graduação do Departamento de Farmacologia Veterinária.

Tratamento:

O meloxicam (nome comercial: Melonac, ICI Pakistan Limited Karachi), uma solução injetável, foi administrado por via intramuscular aos Grupos B e C a 1,5 mg/kg de peso corporal (dose terapêutica) e a 3,0 mg/kg de peso corporal (dose dupla da dose terapêutica utilizada neste estudo), respetivamente, durante sete dias consecutivos com um intervalo de 24 horas. O Grupo A serviu de controlo.

Cálculo da dose:

O Melonac estava disponível na concentração de 7,5mg/ml, a dose foi calculada utilizando a seguinte fórmula.

$$\frac{\textbf{Desired Dose} \times \textbf{Volume on Hand}}{\textbf{Concentration}} = \textbf{ml given}$$

Recolha de amostras:

Após 24 horas da administração da última dose aos grupos de tratamento, foram recolhidas amostras de sangue nas alturas prescritas (1, 3, 5 e 10.º dia). O soro foi separado por centrifugação do sangue a 1500rpm durante 10 minutos para investigação bioquímica.

Parâmetros bioquímicos

Para a investigação de vários parâmetros bioquímicos relacionados com as funções hepática e renal; Alanina aminotransferase (ALT), Aspartato aminotransferase (AST), Bilirrubina, Fosfatase alcalina (ALP), Creatinina e Ureia, as amostras de sangue foram recolhidas nos dias 1, 3, 5 e 10 após a administração do medicamento e avaliadas com os respectivos métodos de kit.

Alanina Aminotransferase sérica: (ALT)

O método do kit ALT (Human Company, Alemanha) foi utilizado para investigar a ALT em amostras de soro.

Composição química dos reagentes;

Reagente tampão/enzimático

(tampão TRIS- [pH 7,4] = 125 mmol/l, L-alanina [625 mmol/l], LDH [≥1,5 kU/l] e azida de sódio) [0,095%].

Substrato

(2-oxoglutarato [75 mmol/l], NADH [0,9 mmol/l] e azida de sódio) [0,95%].

Princípio da reação

$$\text{2-oxoglutarate} + \text{L-alanine} \longrightarrow \text{L-glutamate} + \text{pyruvate}$$

$$\text{Pyruvate} + \text{NADH} + H^+ \longrightarrow \text{L- Lactate} + \text{NAD}^+$$

Para a determinação da ALT, misturaram-se 1000µl de tampão com 200µl de amostra de soro e incubou-se durante 5 minutos a uma temperatura de 25-30^0 C. Após 5 minutos, misturou-se o substrato e leu-se a absorvância da amostra após 1 minuto de incubação no espetrofotómetro (UV) (U1800, Company Hitachi) a 340 nm de comprimento de onda. O procedimento foi repetido 3 vezes com um intervalo de um minuto. O equipamento foi ajustado para zero automático em relação ao ar.

Cálculo: Absorvância da amostra × 952 (U/L)

Aspartato aminotransferase sérica: (AST)

Através do método do kit AST (Human Company Germany), a AST sérica foi determinada utilizando o seguinte método.

Composição química dos reagentes;

Reagente tampão/enzimático

(tampão TRIS- [pH 7,9] = 125 mmol/l, L- aspartato [300 mmol/l], LDH [≥1,13 kU/l] e azida de sódio) [0,095%].

Substrato

(2-oxoglutarato [60 mmol/l], NADH [0,9 mmol/l] e azida de sódio) [0,95%].

Princípio da reação

2-oxoglutarate + L-aspartate ⟶ L-glutamate + oxaloacetate

Oxaloacetate + NADH + H^+ ⟶ L-malate + NAD^+

Misturou-se 1000µl de solução de trabalho (tampão) com 200µl de amostra de soro e deixou-se incubar durante 5 minutos à temperatura de 25-30^0 C. Adicionou-se 250µl de substrato à mistura e, após 1 minuto, procedeu-se à leitura da absorvância. O procedimento foi repetido três vezes com um intervalo de 1 minuto através do espetrofotómetro (UV) a 340 nm de comprimento de onda, tendo sido considerado o valor médio para o cálculo. A absorvância zero do equipamento foi ajustada em relação ao ar.

Cálculo: Absorvância da amostra × 952 (U/L)

Bilirrubina sérica:

Através do método Jendrassik - Grof Kit (Merck França), foi determinada a concentração de bilirrubina sérica.

Composição dos reagentes químicos.

Reagente 1 (R1: ácido sulfanílico [29 mmol/l], HCL [170 mmol/l]),

Reagente 2 (R2: nitrito de sódio [29 mmol/l]),

Reagente 3 (R3: Cafeína [130 mmol/l], benzoato de sódio [156 mmol/l], acetato de sódio [460 mmol/l]),

Reagente 4 (R4: Solução de Fehling II, tartarato de sódio e potássio [930 mmol/l] e hidróxido de sódio [1,9 mmol/l]

Para a determinação da bilirrubina, misturaram-se 200μl de soluções R1, 50μl R2 e 1000μl de R3 com 200μl de amostra de soro e deixou-se incubar durante 10 - 60 minutos à temperatura de 15-25^0 C. Adicionaram-se 1000μl de R4 à mistura e deixou-se novamente incubar durante 5 a 30 minutos à mesma temperatura. A solução foi vertida na cuvete e medida através do espetrofotómetro UV a 578 nm de comprimento de onda. A absorvância zero do equipamento foi ajustada em relação ao ar.

Cálculo: Absorvância da amostra × 10,5 (mg/dl)

Fosfatase alcalina sérica: (ALP)

A fosfatase alcalina foi determinada através do método do kit (Human Company Germany).

Composição dos reagentes químicos

Tampão (Dietanolamina - tampão [pH 10,35±0,2], Cloreto de Magnésio [0,625mmol/l]),

Substrato (p-Nitrofenil fosfato [50 mmol/l]).

Princípio da reação

$$\text{P-Nitrophenylphosphate} + H_2O \longrightarrow \text{phosphate} + \text{P-nitrophenol}$$

Adicionaram-se 1000μl de tampão (solução) a 20μl de amostra de soro e deixou-se incubar durante 1 minuto à temperatura de 25-30^0 C. Foram adicionados 250 μl de substrato à mistura e a absorvância foi lida após 1 minuto no espetrofotómetro UV, sendo o comprimento de onda fixado em 420 nm. A leitura foi efectuada 3 vezes com um intervalo de 1 minuto, o equipamento foi ajustado a zero contra o ar antes de medir a absorvância da amostra.

Cálculo: Absorvância da amostra × 3433 (U/L)

Creatinina sérica:

A creatinina sérica foi determinada pelo método cinético de Jaffe (Live Diagnostic, Canadá), utilizando o seguinte protocolo.

Composição dos reagentes químicos

(ácido pícrico 2 × 50ml)	[5,0 mmol/l]
(hidróxido de sódio 2 × 50ml)	[150 mmol/l]

Padrão

(1 × 5 ml)	[conc. 2 mg/dl]

Princípio da reação

Creatinine + Picric acid ⟶ Orange colored Complex

Para a determinação da creatinina sérica, foram dispostos 2 conjuntos de tubos de ensaio: amostra de teste (T) e padrão (S) com 1000 µl de reagente, 100 µl de soro foram adicionados à amostra de teste (T) e ao padrão (S). Após 30 segundos, a absorvância inicial (A_0) foi lida e anotada tanto para a amostra de teste como para o padrão, exatamente após 30 segundos foi feita uma leitura de 2nd mencionada como absorvância final (A_1) a 520 nm de comprimento de onda através do espetrofotómetro (UV).

$$\Delta AS = AS_1 - AS_0$$

$$\Delta AT = AT_1 - AT_0$$

Cálculo: Δ AT/ Δ AS × 2 (mg/dl)

Ureia sérica:

O método do kit de ureia (Human Company Germany) foi utilizado para determinar a ureia.

Composição dos reagentes químicos:

Reagente 1: (R1)

Tampão de fosfato (pH 7,0) [120 mmol/l], salicilato de sódio [60 mmol/l], nitroprussiato de sódio [5 mmol/l], EDTA [1 mmol/l].

Reagente 2: (R2)

Tampão de fosfato (pH < 13) [120 mmol/l], hipoclorito [0,6 g/ ICI].

Padrão: (STD)

A composição química do padrão era (ureia 80 mg/dl13,3 mmol/l) equivalente a BUN 37,28 mg/dl ou 6,2 mmol/l e azida de sódio 0,095 %.

Para a determinação da ureia a partir de amostras de soro, foram dispostos três conjuntos de tubos de ensaio, 1000 µl de R1 foram misturados com 10 µl de amostra de soro no primeiro tubo de ensaio e 10 µl de padrão no segundo, enquanto no terceiro tubo apenas foi adicionado R1, que foi utilizado como branco para a absorvância zero do espetrofotómetro (UV). As soluções foram deixadas incubar durante 5 minutos a 20 - 25^0 C. Foram adicionados 1000 µl de R2 aos 3 tubos de ensaio e deixados incubar durante 10 minutos, após 10 minutos a absorvância foi medida no espetrofotómetro (UV) a 546 nm.

Cálculo: Absorvância da amostra /Absorvância do padrão × 80 (mg/dl)

EXAME HISTOPATOLÓGICO

Para o exame histopatológico, foi efectuada uma laparotomia para remover os rins e o fígado. Para este efeito, foram abatidos 3 coelhos de cada grupo através de um método halal após a recolha de amostras de sangue no dia 5 e os restantes no final do estudo, ou seja, no dia 10th da última dose administrada.

As amostras de rim e fígado foram cortadas em pequenos pedaços com uma lâmina de bisturi afiada e conservadas em formalina. As amostras foram levadas para o laboratório de histopatologia do Department of Veterinary Pathology, Faculty of Animal Husbandry and Veterinary Sciences, Sindh Agriculture University Tandojam. O exame histopatológico foi efectuado de acordo com o seguinte procedimento.

Fixação

As amostras de rim e de fígado foram conservadas durante vinte e quatro horas em formalina tamponada a 10 % para fixação.

Lavagem

Os tecidos fixados foram transferidos para cassetes para serem lavados duas vezes durante cinco minutos em solução tamponada com fosfato (PBS), as cassetes de tecido foram etiquetadas e colocadas no contentor do processador de tecidos automático linear (HT Company).

Desidratação

Para a desidratação, as cassetes foram submetidas a graus crescentes de etanol 75 - 100% (Merck Alemanha). O processo de desidratação foi concluído em 6 horas (Quadro 1).

Tabela - 1 Protocolo de desidratação dos tecidos

Etanol (%)	75%	85%	95%	95%	100%	100%
Tempo (horas)	01 hora	01 hora	01 hora	01 hora	01 hora	01 hora

Limpeza

Para limpar os tecidos, foi utilizado xileno absoluto (Merck Alemanha). Para o efeito, as cassetes com tecidos foram transferidas para xileno puro duas vezes, em recipientes separados, durante 30 minutos cada.

Infiltração

A infiltração é um processo através do qual o xileno é substituído por parafina. Os tecidos foram mantidos em parafina derretida (65° C) duas vezes, utilizando cera de parafina histológica a 100 % (Merck Alemanha) durante 1 hora cada.

Incorporação

A inclusão dos tecidos foi efectuada utilizando um centro de inclusão de tecidos (modelo: HT company). O tecido foi incorporado num bloco de parafina utilizando um molde de plástico. A cera derretida foi vertida no molde após o posicionamento correto do tecido antes do arrefecimento. A placa de arrefecimento (HT Company) foi utilizada para arrefecer rapidamente o molde que continha o tecido, de modo a solidificar a cera derretida.

Seccionamento

O bloco de parafina contendo tecido foi mantido num micrótomo manual (Kedee Company). Foram cortadas secções/fitas de 5 μm e, em seguida, as secções foram esticadas num banho de água quente (Empresa: Gallenkamp England) a 42° C.

Montagem

As 2 - 3 secções de fitas de parafina foram transferidas para cada lâmina de microscópio no seu 1/3 inferiorrd . As lâminas foram mantidas numa estufa de ar quente (Empresa: Gallenkamp England) a 42^0 C durante a noite para secagem e fixação das secções nas lâminas.

Coloração

As lâminas com secções de tecido foram coradas por um corante automático. Os recipientes da máquina foram enchidos com o volume e as concentrações necessárias de vários reagentes. Foi adotado o seguinte protocolo para a coloração das lâminas (Quadro 2).

Tabela - 2 Coloração de Hematoxilina e Eosina da secção de tecido.

S. Não.	Processo	Reagente	Reagente % / Tempo de processamento					
1	Desparafinagem	Xileno	10 minutos	10 minutos				
2	Reidratação	Etanol	100 %	100 %	95 %	95 %	85 %	75 %
			03 minutos	03 minutos	03 minutos	03 minutos	03 minutos	03 minutos
3	Lavagem	Água corrente da torneira	10 segundos					
4	Coloração com hematoxilina	Hematoxilina (Merck)	10 minutos	10 minutos				
5	Lavagem	Água corrente da torneira	05 segundos					

6	Diferenciação	0,5 % Álcool ácido (Hcl)	01 segundo					
7	Lavagem	Água corrente da torneira	05 segundos					
8	Azulamento	Água de amoníaco (0,2%)	01 minuto					
9	Lavagem	Água corrente	05 segundos					
10	Desidratação	Etanol	75 %	85 %				
			03 minutos	03 minutos				
11	Coloração com Eosina Y	Eosina Y (0,25%)	90 segundos					
12	Desidratação e diferenciação	Etanol	95 %	95 %	100 %	100 %		
			03 minutos	03 minutos	03 minutos	03 minutos		
13	Limpeza	Xileno	10 minutos	10 minutos				

Montagem

Após a conclusão do processo de coloração, foi adicionada uma pequena gota do meio de montagem DPX (distreno, plastificante, xileno) à lâmina e a lamela foi mantida sobre a amostra. As lâminas foram secas ao ar durante 1 hora à temperatura ambiente e foram observadas ao microscópio com uma ampliação menor e maior.

Exame Microscópico

As lâminas preparadas foram observadas com uma ampliação baixa (10X) e alta (40X) do microscópio para análise histopatológica.

Análise estatística

Após a conclusão, os dados relativos ao ensaio bioquímico foram tabulados e analisados estatisticamente utilizando o software de computador denominado Student Edition of Statistics (SXW), Versão 8.1 (Copyright 2005, Analytical Software, EUA).

CAPÍTULO - IV

RESULTADOS

O presente estudo teve como objetivo avaliar o possível efeito hepatotóxico e nefrotóxico do meloxicam, um inibidor preferencial da COX-2, no fígado e nos rins num modelo de coelho através de testes bioquímicos séricos e observações histopatológicas. Os resultados são apresentados a seguir.

Índices bioquímicos séricos

Alanina aminotransferase sérica (ALT)

O valor médio pré-tratamento da Alanina aminotransferase sérica (ALT) foi de 81,46±1,30 U/L. A administração de 1,5 mg/kg de meloxicam ao grupo B produziu um aumento estatisticamente significativo (P<0,05) (89,34±1,99 U/L) no dia 1 no nível de ALT, no entanto, este aumento foi reversível e regressou gradualmente ao valor pré-tratamento nos dias subsequentes de amostragem. Nos dias 3, 5 e 10, os valores foram considerados não significativos. (Fig. 1, Anexo I).

Após a administração de uma dose dupla de 3,0 mg/kg b.w. ao grupo C, foi observado um aumento altamente significativo no nível de ALT sérica. O valor da ALT aumentou significativamente (P<0,01) (148,96±1,56 U/L) com a dose dupla no dia 1, o que persistiu até aos dias 3 e 5, no dia 10 o valor médio foi de 94,81±1,90 U/L e verificou-se ser estatisticamente significativo (P<0,05) em comparação com o controlo ((Fig-1, Anexo I).

Figura- 1: Valores médios de ALT sérica (U/L) em coelhos, administrados com dose terapêutica e dupla de meloxicam.

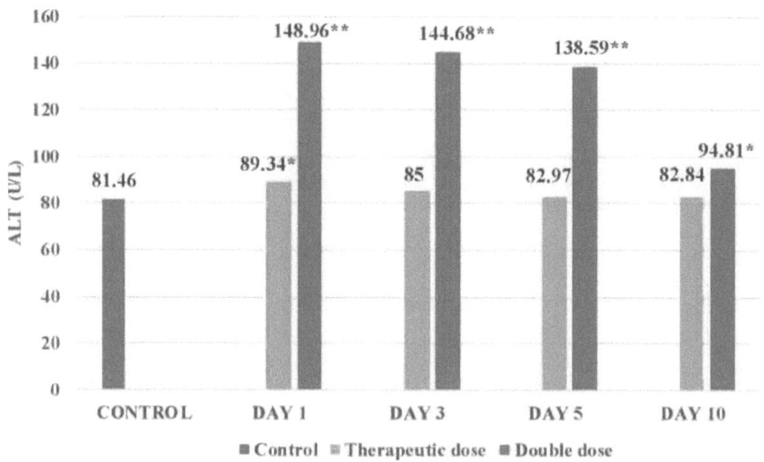

*Significativamente diferente do valor de controlo (P<0,05)

**Significativamente diferente do valor de controlo (P<0,01)

Aspartato aminotransferase (AST) sérica

O valor médio de AST antes do tratamento foi de 90,50±0,57 U/L, a administração terapêutica (1,5mg/kg b.w.) de injeção I.M. ao grupo B não causou alterações proeminentes da enzima, os valores foram considerados não significativos nos dias 1, 3, 5 e 10 após o tratamento (Fig. 2, Anexo II).

Em contraste, a dose dupla (3,0mg/kg b.w.) de meloxicam administrada ao grupo C causou um aumento do nível de AST. Os valores mostraram um aumento altamente significativo (P<0,01) (141,36±0,72 U/L) em comparação com o valor de controlo no dia 1. Verificou-se que os valores nos dias 3 e 5 estavam significativamente (P<0,01) aumentados (139,09±0,78 U/L) e (130,11±2,57 U/L) e ainda mais significativos (P<0,01) no dia 10 após o tratamento (Fig. 2, Anexo II).

Figura- 2: Valores médios de AST sérica (U/L) em coelhos, administrados com dose terapêutica e dupla de meloxicam.

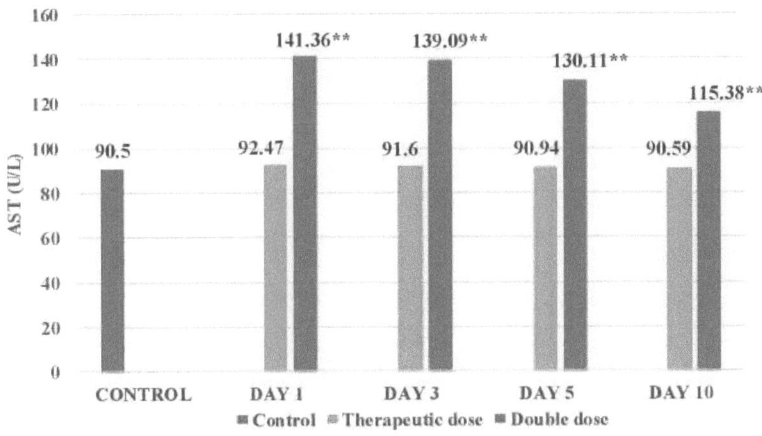

*Significativamente diferente do valor de controlo (P<0,05)

**Significativamente diferente do valor de controlo (P<0,01)

Bilirrubina sérica

O valor médio de controlo da bilirrubina sérica foi de 0,80±0,01 mg/dl. A administração da dose terapêutica (1,5mg/kg I.M) ao grupo B durante sete dias não afectou os valores da bilirrubina sérica 0,81±0,01 mg/dl no dia 1. Nos dias 3, 5 e 10, os valores mantiveram-se inalterados e foram considerados estatisticamente não significativos (Fig. 3, Apêndice III).

O Grupo C, que recebeu uma dose dupla de meloxicam durante sete dias, provocou um aumento estatisticamente significativo (P<0,01) do nível de bilirrubina sérica (1,76±0,02 mg/dl) no dia 1 e no dia 3 (1,31±0,01 mg/dl).Verificou-se que os valores aumentaram significativamente (P<0,05) no dia 5, no entanto, no dia 10, os níveis baixaram quase para o nível de controlo (0,80±0,01 mg/dl), o que, mais uma vez, não foi significativo em comparação com o valor pré-tratamento (Fig. 3, Anexo III).

Figura 3: Valores médios de bilirrubina sérica (mg/dl) em coelhos, administrados com dose terapêutica e dupla de meloxicam.

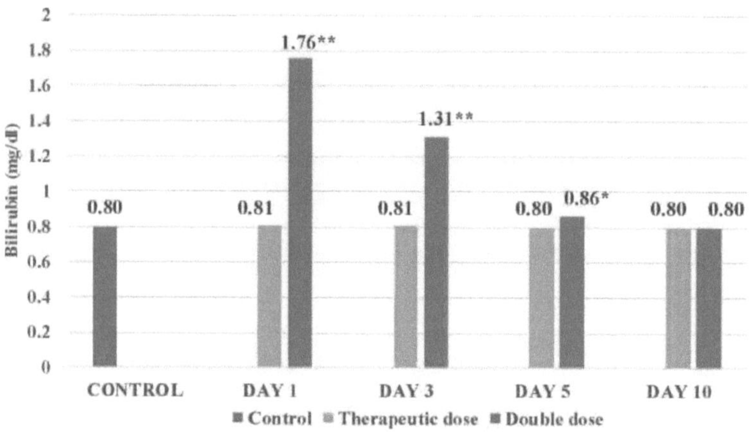

*Significativamente diferente do valor de controlo (P<0,05)

**Significativamente diferente do valor de controlo (P<0,01)

Fosfatase alcalina sérica (ALP)

O valor médio pré-medicação (controlo) da fosfatase alcalina (ALP) foi de 120,71±0,48 U/L. A introdução de sete dias de dose terapêutica (1,5mg/kg b.w.) de meloxicam no grupo B mostrou um aumento estatisticamente significativo (P<0,05) (126,58±0,40 U/L) no nível de ALP no dia 1. Enquanto que nos dias 3, 5 e 10 os valores não foram estatisticamente significativos (Fig. 4, Apêndice IV).

A injeção intramuscular de meloxicam em dose dupla (3,0mg/kg b.w) uma vez por dia durante sete dias consecutivos no grupo C causou uma diferença altamente significativa (P<0,01) no dia 1 (130,97±0,95 U/L), no dia 3 (129,84±0,70 U/L) e no dia 5 (128,45±0,86 U/L) após a medicação. O nível de ALP no dia 10 no grupo tratado com dose dupla aumentou significativamente (P<0,05) (124,74±0,73 U/L) em comparação com o valor pré-medicação/controlo (Fig. 4, Anexo IV).

Figura- 4: Valores médios da fosfatase alcalina sérica (U/L) em coelhos, administrados com dose terapêutica e dupla de meloxicam.

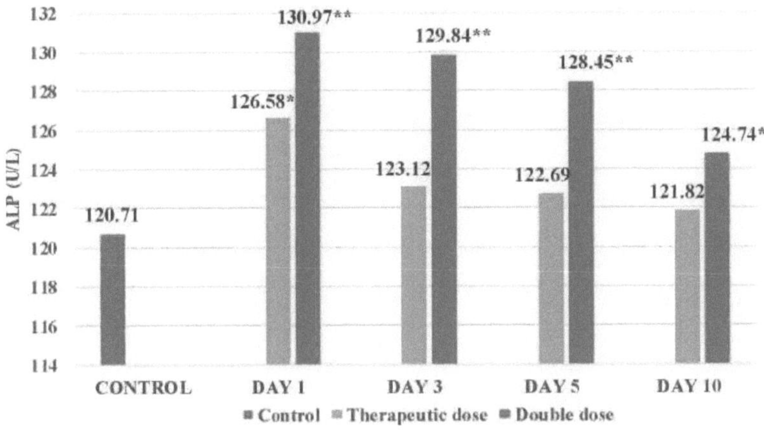

*Significativamente diferente do valor de controlo (P<0,05)

**Significativamente diferente do valor de controlo (P<0,01)

Creatinina sérica

O valor médio de controlo da creatinina sérica foi de 0,70±0,00 mg/dl. A administração da dose terapêutica de 1,5mg/kg de meloxicam ao grupo B causou um ligeiro aumento da creatinina sérica 0,85±0,02 mg/dl no 1.º dia, mas este aumento foi reversível e não foi significativo. Os valores da creatinina sérica nos dias 3, 5 e 10 quase voltaram aos valores pré-tratamento (Fig. 5, Apêndice V).

Em contraste, a administração de uma dose dupla (3,0mg/kg) de meloxicam ao grupo C durante sete dias causou uma elevação acentuada da creatinina sérica no dia 1 (3,18±0,07 mg/dl) e foi significativa (P<0,01), que permaneceu elevada no dia 3 (3,06±0,06 mg/dl) e no dia 5 (2,41±0,06). Novamente no dia 10, os valores foram encontrados (1,39±0,01 mg/dl), o que foi estatisticamente significativo (P<0,05) em comparação com o controlo (Fig. 5, Anexo V).

Figura- 5: Valores médios de creatinina sérica (Mg/dl) em coelhos que receberam dose terapêutica e dupla de meloxicam.

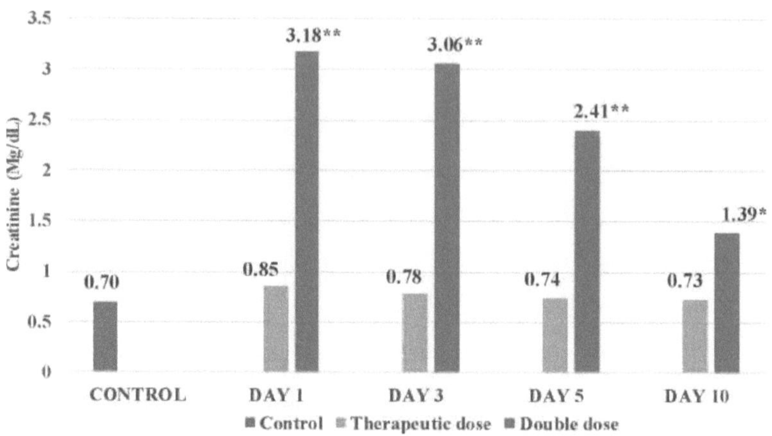

*Significativamente diferente do valor de controlo (P<0,05)

**Significativamente diferente do valor de controlo (P<0,01)

Ureia sérica

O valor médio da ureia sérica antes do tratamento foi de 31,74±0,59 mg/dl. A administração da dose terapêutica de 1,5mg/kg b.w. de meloxicam I/M ao grupo B causou um aumento significativo (P<0,05) nos valores da ureia sérica no dia 1 após o tratamento (35,27±0,4 mg/dl). Nos dias subsequentes de amostragem, ou seja, nos dias 3, 5 e 10, os valores voltaram ao valor de controlo. A diferença nestes dias foi considerada estatisticamente não significativa (Fig. 6, Anexo VI).

Por outro lado, a administração de dose dupla de 3,0 mg/kg de meloxicam durante sete dias ao grupo C causou uma diferença significativa (P<0,01) no nível de ureia sérica (55,73±0,86 mg/dl) no dia 1 e persistente até ao dia 3 (47,88±1,45 mg/dl) e ao dia 5 (40,79±0,40 mg/dl) após a administração do fármaco. O valor médio no 10.º dia foi de 35,38±0,25 mg/dl após a administração do fármaco, o que continuou a ser estatisticamente significativo (P<0,05) (Fig. 6, Anexo VI).

Figura- 6: Valores médios de ureia sérica (Mg/dl) em coelhos, administrados com dose terapêutica e dupla de meloxicam.

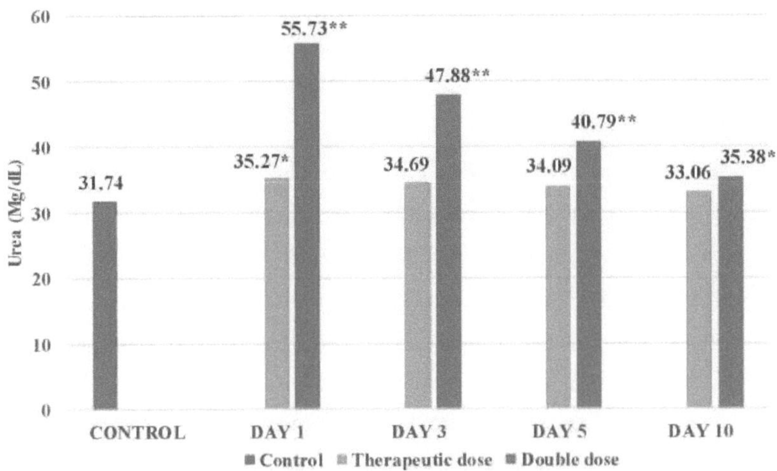

*Significativamente diferente do valor de controlo (P<0,05)

**Significativamente diferente do valor de controlo (P<0,01)

Análise histopatológica

A análise histopatológica foi efectuada no departamento de patologia veterinária da Faculdade de Criação de Animais e Ciências Veterinárias da Universidade de Agricultura de Sindh, em Tandojam. Para o efeito, as lâminas coradas foram observadas com diferentes ampliações do microscópio, isto é, 10X e 40X.

Observações histológicas dos tecidos do fígado e dos rins (Controlo):

Os tecidos das secções do fígado e dos rins do grupo de controlo foram observados em condições normais. Observou-se que os hepatócitos, as veias central e porta, os sinusóides e o ducto biliar estavam normais no grupo de controlo (Plate-1 a & b). O glomérulo, o espaço de Bowman, os túbulos contorcidos proximais e distais dos rins do grupo de controlo também estavam normais (Plate-2 a & b).

Observações histopatológicas dos tecidos do fígado e dos rins (dia 5 após o tratamento):

Secções de tecido hepático de coelhos (Grupo B) tratados com dose terapêutica de meloxicam (1,5mg/kg b.w) durante sete dias, mostraram uma arquitectura celular normal dos hepatócitos. No entanto, verificou-se uma ligeira dilatação da veia central e dos sinusóides, tendo-se também registado uma ligeira proliferação das células de Kupffer (placa 3). Por outro lado, os coelhos do grupo C tratados com dose dupla, sacrificados no dia 5 após o tratamento, revelaram uma necrose grave dos hepatócitos adjacentes à veia central e uma rutura da integridade celular do ducto biliar, enquanto que, em alguns animais, o citoplasma dos hepatócitos parecia estar vacuolizado. O fígado dos coelhos (Grupo C) também apresentava uma dilatação grave da veia central (Placa-4 a & b). Registou-se uma inflamação acentuada da área peri-portal e um inchaço grave dos hepatócitos (placa-4 b).

As secções renais dos coelhos aos quais foi administrada uma dose terapêutica de meloxicam (1,5mg/kg b.w) durante sete dias mostraram uma dilatação ligeira dos túbulos contorcidos distais e uma ligeira rutura dos túbulos contorcidos proximais. O glomérulo estava inalterado com uma textura normal do espaço de Bowman. (Placa 5).

Os tecidos renais dos coelhos (Grupo C) revelaram um encolhimento acentuado dos glomérulos com espaços de Bowman alargados. Os túbulos contorcidos proximais apareciam com lúmens obliterados, enquanto os túbulos contorcidos distais pareciam estar congestionados com núcleos perturbados. Também se observou um ligeiro infiltrado celular inflamatório e hiperemia nos espaços intertubulares (Placa-6 a & b).

Observações histopatológicas dos tecidos do fígado e dos rins (10º dia após o tratamento):

A observação histopatológica das secções do fígado do grupo B tratadas com a dose terapêutica (1,5mg/kg b.w) mostrou hepatócitos normais. A veia central foi observada com uma arquitetura normal (placa 7). Observou-se que os hepatócitos à volta da veia central possuíam núcleos condensados com coloração escura e necrose significativa dos hepatócitos à volta da área peri-portal e da veia central no Grupo C (Placa 8 a & b). A dilatação da veia central com necrose nos hepatócitos à volta da veia central e do ducto biliar e a dilatação dos sinusóides foram encontradas de forma persistente no grupo C (Prato-9).

As secções de rim do grupo B no dia 10 apresentavam uma estrutura normal. O glomérulo, os túbulos contorcidos proximais e distais e as arteríolas aferentes retomaram o seu estado histológico normal em comparação com o dia 5 (Placa-10). Em contraste, as secções renais dos coelhos do grupo C apresentavam alterações persistentes e contínuas, tal como observado no dia 5, ou seja, uma contração grave dos glomérulos com espaços de Bowman largos e vasoconstrição das arteríolas (placa-11).

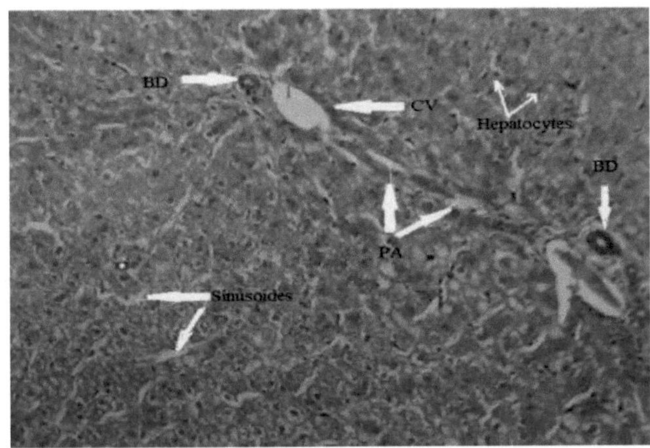

Placa-1. (a) Fotomicrografia da secção do fígado do grupo de controlo, mostrando a veia central (CV) normal, hepatócitos, sinusóides, área portal (PA) e ducto biliar (BD). (10X, H&E)

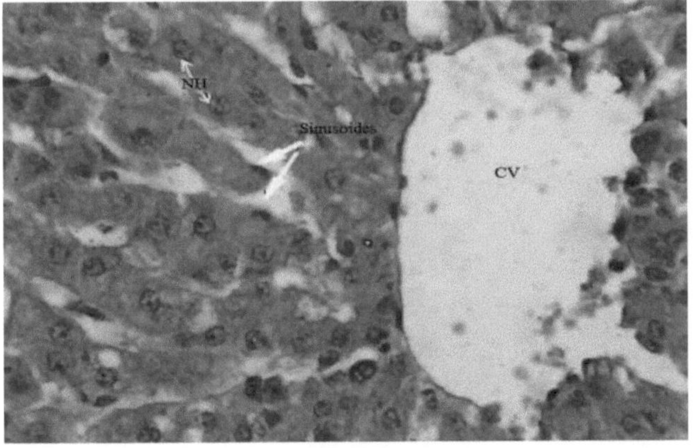

Placa-1. (b) Fotomicrografia da secção do fígado do grupo de controlo, mostrando a veia central (CV) normal, sinusóides e hepatócitos normais. (40X, H&E).

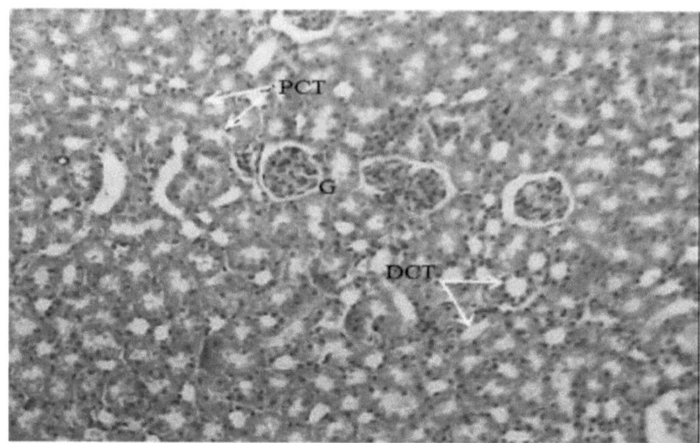

Placa-2. (a) Fotomicrografia da secção do rim do grupo de controlo, mostrando o glomérulo normal (G), o túbulo contorcido proximal (TPC) e o túbulo contorcido distal (TCD) (10X, H&E).

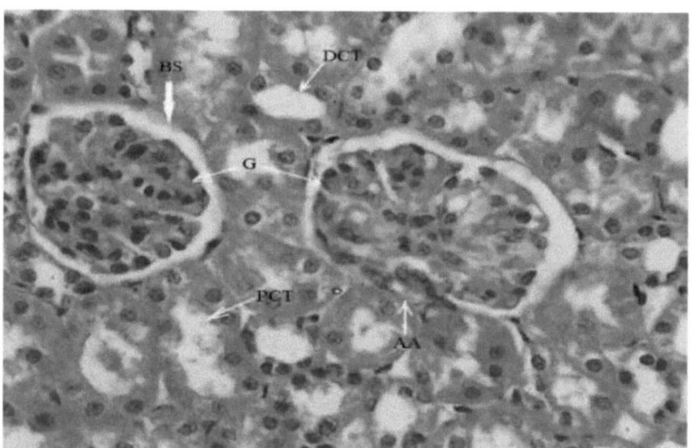

Placa-2. (b) Fotomicrografia da secção do rim do grupo de controlo, mostrando o glomérulo normal (G), o espaço de Bowman (BS), a arteríola aferente (AA), o túbulo contorcido proximal (PCT) e o túbulo contorcido distal (DCT). (40X, H&E).

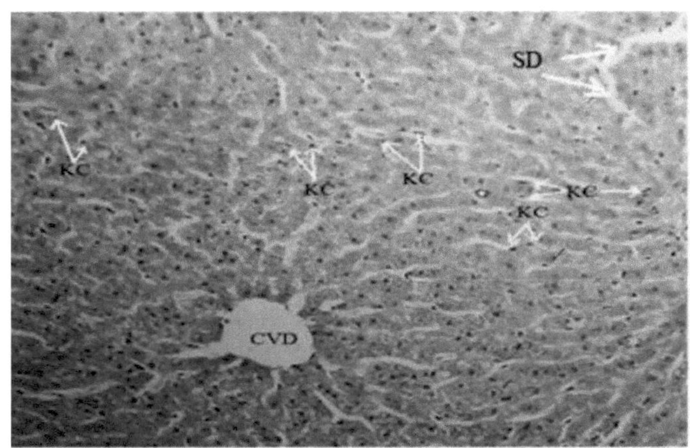

Placa-3. Fotomicrografia da secção do fígado do grupo B, mostrando a dilatação da veia central (CVD), a dilatação Siunsoidal (SD) e a proliferação das células de Kupffer (KC). (Dia 5), (10X, H&E).

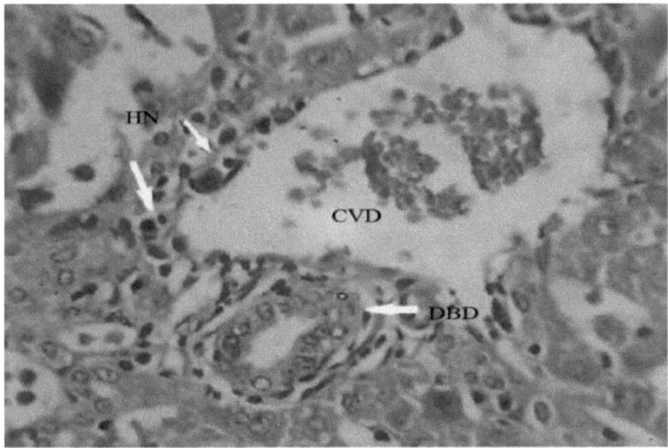

Placa-4. (a) Fotomicrografia da secção do fígado do Grupo C, mostrando dilatação da veia central (CVD), necrose hepática (HN) e rutura do ducto biliar (DBD). (Dia 5), (H&E, 40X).

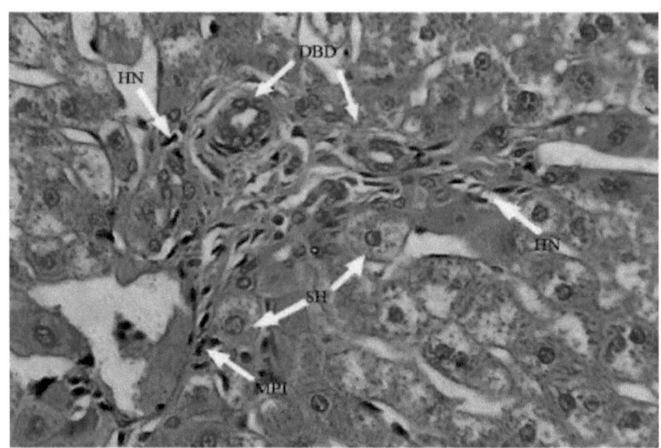

Placa-4. (b) Fotomicrografia da secção do fígado do grupo C, mostrando Necrose Hepática (HN), Hepatócitos Inchados (SH), Ducto Biliar Rompido (DBD) e Inflamação Periportal Massiva (MPI). (Dia 5), (40X, H&E).

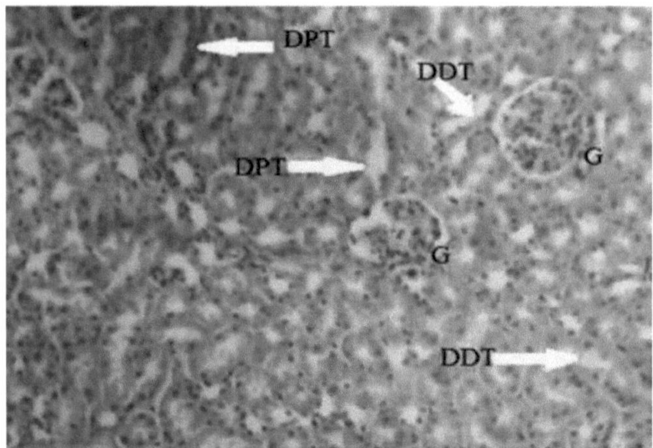

Placa-5. Fotomicrografia de uma secção do rim do grupo B, mostrando glomérulos normais (G), túbulos proximais rompidos (DPT) e dilatação dos túbulos distais (DDT). (Dia 5), (10X, H&E).

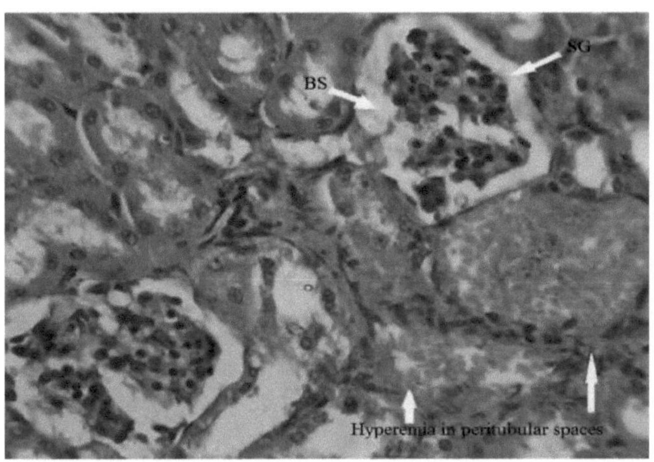

Placa-6. (a) Fotomicrografia da secção do rim do grupo C, mostrando glomérulos encolhidos (SG), espaço de Bowman alargado (BS) e hiperemia nos espaços peri tubulares. (Dia 5), (40X, H&E).

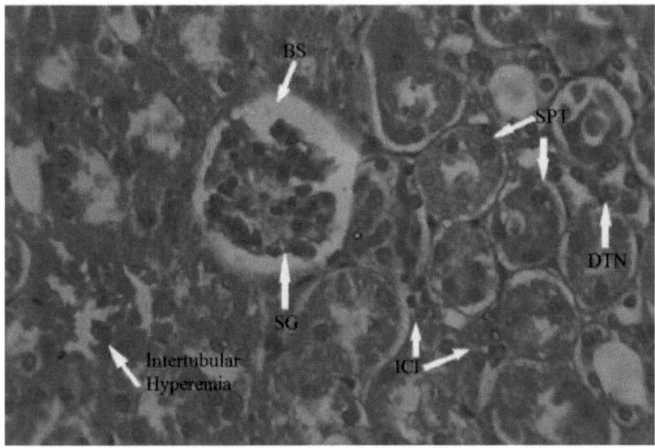

Placa-6. (b) Fotomicrografia da secção do rim do grupo C, mostrando o Espaço de Bowman alargado (BS), Glomérulo encolhido (SG), Infiltração celular inflamatória (ICI), Núcleos tubulares interrompidos (DTN), Túbulos proximais inchados (SPT) e hiperemia intertubular. (Dia 5). (40X, H&E).

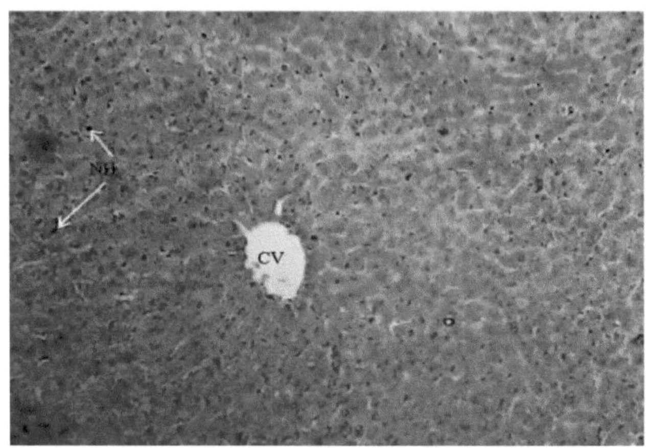

Placa-7. Fotomicrografia da secção do fígado do grupo B, mostrando hepatócitos normais (NH) e veia central (CV). (Dia 10), (10X, H&E)

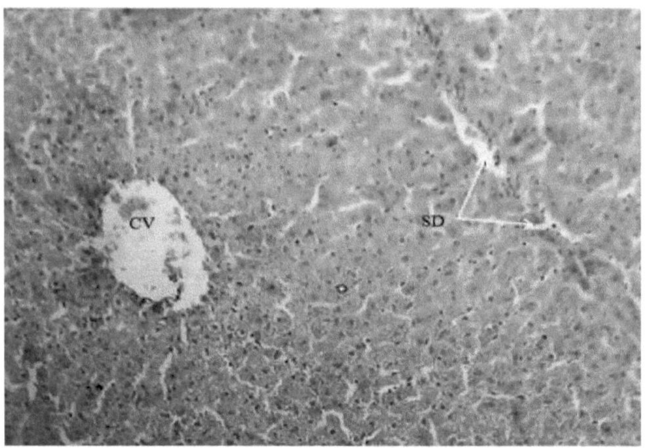

Placa-8. (a) Fotomicrografia da secção do fígado do grupo C, mostrando Dilatação Sinusoidal (SD) e Dilatação da Veia Central (CV). (Dia 10), (10X, H&E).

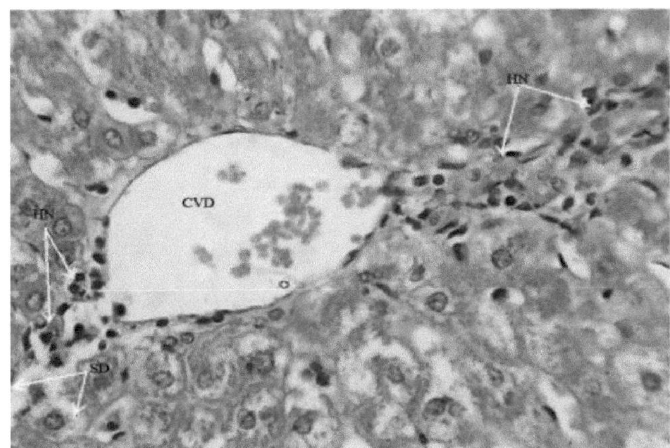

Placa-8. (b) Fotomicrografia da secção do fígado do grupo C, mostrando Dilatação da Veia Central (CVD), Necrose Hepática (HN) e Dilatação Sinusoidal (SD). (Dia 10), (40X, H&E).

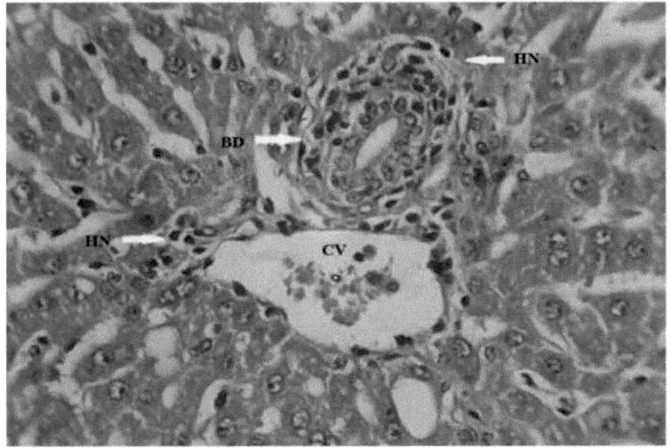

Placa-9. Fotomicrografia da secção do fígado do Grupo C, mostrando dilatação da veia central (CV), necrose hepática à volta do ducto biliar e da veia central (HN). (Dia 10), (40X, H&E).

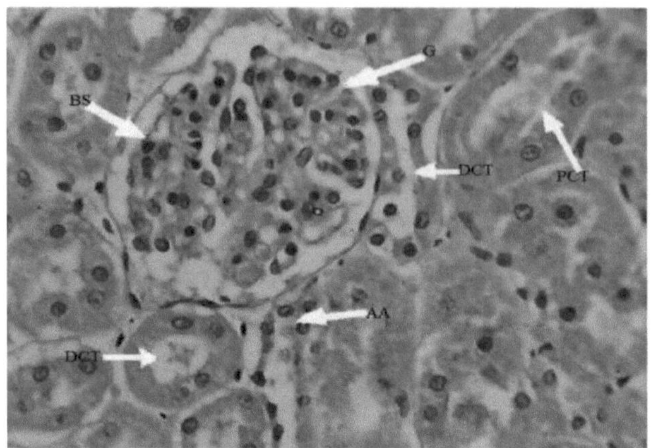

Placa-10. Fotomicrografia da secção do rim do grupo B, mostrando Glomérulo normal (G), Túbulo contornado proximal (TCP), Túbulo contornado distal (TCD), Espaço de Bowman (EB) e Arteríola aferente (AA). (Dia 10), (40X, H&E).

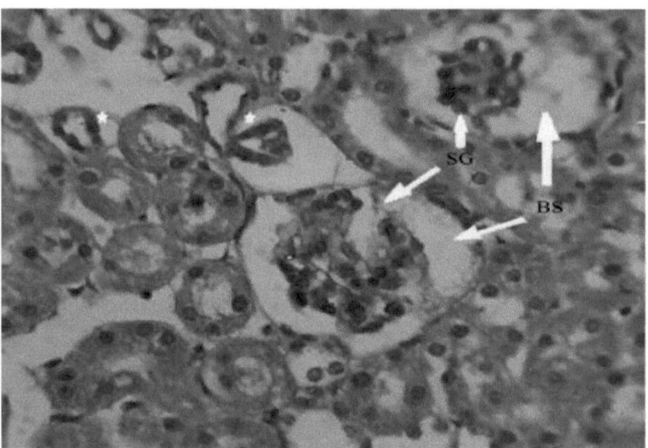

Placa-11. Fotomicrografia da secção do rim do grupo C, mostrando glomérulo encolhido (SG), espaço de Bowman alargado (BS) e vasoconstrição da arteríola (Star). (Dia 10), (40X, H&E).

CAPÍTULO - V

DISCUSSÃO

A utilização do meloxicam na prática veterinária aumentou consideravelmente nos últimos anos, uma vez que foi demonstrado, numa variedade de modelos animais, que é um substituto ecológico do diclofenac (Mahmood *et al.*, 2010), que causou um declínio catastrófico da população de abutres no subcontinente (Green *et al.*, 2004, Prakash *et al.*, 2003).

O meloxicam é um fármaco altamente prescrito em doentes com osteoartrite devido aos seus efeitos adversos gastrointestinais mais reduzidos. Engelhardt. 1996 descreveu que o meloxicam possui uma elevada atividade intrínseca juntamente com um baixo potencial ulcerogénico. O meloxicam demonstrou possuir um índice terapêutico mais elevado em comparação com outros AINE, como o diclofenac, a indometacina e o piroxicam (Engelhardt. 1996). O meloxicam demonstrou ter uma excelente tolerabilidade em várias vias de administração (Stei *et al.*, 1996), mas, tendo em conta as normas veterinárias, é geralmente recomendado para uso parentérico, especialmente em animais de grande porte. No passado, foram realizados vários estudos para testar o perfil farmacocinético, a lesão renal ou hepática esperada através de indicadores bioquímicos séricos e exames histopatológicos, os efeitos analgésicos e o risco de ulceração gastrointestinal numa série de modelos experimentais, incluindo abutres e frangos de carne (Mahmood *et al*, 2010), cabras e cães (Wani *et al.*, 2014 e Mahmood *et al.*, 2010b) e coelhos (Fredholm *et al.*, 2013, Ibrahim *et al.*, 2000 e Turner *et al.*, 2006). A maioria dos trabalhos publicados mostrou que os AINE, incluindo o meloxicam, são sobretudo estudados num modelo de rato.

Apesar do facto de o meloxicam ter provado ser o melhor substituto do diclofenac ou de qualquer outro AINE convencional em animais e espécies aviárias, existem ainda muitos relatórios que demonstraram que o meloxicam em doses terapêuticas e elevadas inicia efeitos deletérios em órgãos vitais como o fígado, os rins e o estômago. Foram registadas toxicidades nestes órgãos que variam de ligeiras a graves. As principais alterações dos efeitos hepáticos e renais foram indicadas por um aumento dos níveis séricos de ALT, AST, ALP, ureia e creatinina ou por exame histopatológico do fígado e dos rins, tal como referido por Ibrahim *et al*, 2000, Al-Rekabi *et al.*, 2009, Pehlivan *et al.*, 2010, Musa e Ibrahim 2012, Burukoglu *et al.*, 2014, Turner *et al.*, 2006 e Sinclair *et al.*, 2012: em coelhos, ratos, ratinhos e codornizes. O meloxicam também demonstrou alterações nos tecidos renais em papagaios budgerigar (Pereira e Werther 2007).

A dose terapêutica recomendada de meloxicam para coelhos é de 0,2 mg/kg b.w., conforme descrito por Ibrahim *et al.*, 2000, Cooper *et al.*, 2009 e Nadia e Abdul Aziz. 2014. Wenger. 2012 utilizou 0,3-1,5mg/kg S.C. num estudo analgésico, enquanto Carpenter *et al.*, 2009 e Turner *et al.*, 2006 utilizaram

1mg/kg e 1,5mg/kg, respetivamente, em estudos farmacocinéticos. Afirmaram que, para atingir uma concentração plasmática efectiva, é preferível 1,5 mg/kg. No nosso estudo, 1,5 mg/kg foi utilizado como dose terapêutica administrada ao grupo B e 3 mg/kg como dose dupla ao grupo C. Salhab *et al.*, 2003 descreveram a dose elevada de meloxicam até 10 mg/kg, pelo que a dose dupla (3,0 mg/kg) continua a ser referida como uma dose terapêutica.

Marcadores bioquímicos séricos

Com a dose terapêutica (1,5mg/kg) de meloxicam, os níveis de ALT aumentaram significativamente ($P<0,05$) no dia 1, no entanto, este aumento foi reversível nos dias subsequentes de amostragem, tendo os valores nos dias 3, 5 e 10 regressado gradualmente ao controlo. Também foram registados resultados semelhantes por Turner *et al.*, 2006. Quase todos os AINEs causam níveis elevados de aminotransferases, o que não é clinicamente relevante e regressa ao normal após a interrupção da terapêutica (Zimmerman 1990, Brass 1993, Manoukian e Carson 1996). A alanina amino transferase (ALT), anteriormente designada transaminase glutamato-piruvato sérica (SGPT) e a aspartato amino transferase (AST), anteriormente designada transaminase glutâmico-oxaloacética sérica (SGOT) são enzimas hepáticas frequentemente encontradas como indicadores de diagnóstico bioquímico de problemas hepáticos. A ALT é predominantemente abundante no fígado, especificamente relacionada com o citosol do hepatócito, mas também se encontra nos rins e, em quantidades muito raras, nos músculos cardíaco e esquelético (Kim *et al.*, 2008). A AST encontra-se no fígado, bem como nos tecidos do coração, dos músculos esqueléticos e do cérebro. No fígado, acredita-se que a AST esteja relacionada com as mitocôndrias das células hepáticas (Joseph 2011).

O meloxicam com dose dupla causou um aumento significativo ($P<0,01$) nos valores de ALT, conforme ilustrado nos resultados (Fig-1, Apêndice I). Este facto está de acordo com Al-Rekabi *et al.*, 2009, que registaram níveis significativamente mais elevados de ALT com a administração de meloxicam durante 13 dias em ratos. Este aumento persistente do nível de ALT pode dever-se à toxicidade hepática induzida pelo meloxicam, uma vez que a elevação da ALT está diretamente relacionada com o citoplasma dos hepatócitos. Ibrahim *et al.*, 2000, registaram níveis significativamente elevados de ALT com uma dose dupla de meloxicam. Os mesmos resultados foram também registados por Nora Line. 2013 em gatos com níveis elevados de ALT e afirmou que a ALT é uma enzima específica do fígado e que a elevação indica danos hepatocelulares. No presente caso, observou-se que o nível elevado de ALT era dependente da dose. Somchit *et al.*, 2004, referiram que o aumento dos níveis de ALT está relacionado com a utilização de AINE e provocou níveis elevados de enzimas séricas. Este aumento significativo dos níveis de ALT pode dever-se a metabolitos instáveis de meloxicam produzidos durante o metabolismo que podem ligar-se a proteínas celulares, resultando em toxicidade direta das células hepáticas (Odriozola e Lahuerta

2010).

No caso da AST, no presente estudo com dose terapêutica, os valores não mostraram uma elevação marcada e o aumento não foi significativo. Uma vez que o meloxicam tem uma semi-vida de ±8,0 horas em coelhos e na dose recomendada não se acumula no plasma e é praticamente excretado. Kim *et al.*, 2008 referiram que, na lesão hepatocelular aguda, os valores de AST permanecem normalmente mais baixos do que os de ALT, no entanto, à medida que se inicia a fase crónica, ocorre uma diminuição retrógrada dos níveis de AST e um aumento de ALT. No presente estudo, com uma dose dupla de meloxicam, observou-se um aumento significativo da AST ($P<0{,}01$), (Fig. 2, Apêndice II) que persistiu até ao 10.º dia, mas, em comparação com os valores da ALT, os valores da AST eram mais baixos, pelo que se estabelece uma relação AST/ ALT mais baixa (Kim *et al.*, 2008), uma vez que, no presente caso, pode ter ocorrido um tipo de lesão aguda devido à qual os valores da AST permaneceram elevados em comparação com os da ALT.

Ibrahim *et al.*, 2000, também registaram observações semelhantes utilizando uma dose dupla (0,4 mg/kg b.w.) de meloxicam durante sete dias em coelhos. Hussain *et al.*, 2007 referiram que o aumento dos níveis de AST pode dever-se à carga oxidativa do metabolismo do fármaco no fígado. Bjorkman, 1998, referiu que a hepatotoxicidade relacionada com os AINE ocorre devido à inibição metabólica, à toxicidade dos radicais de oxigénio ou a danos imunologicamente mediados que podem levar a um aumento predominante das aminotransferases. Manoukian e Carson, 1996, afirmaram que a causa mais comum de hepatotoxicidade é uma reação idiossincrática associada a uma resposta imunológica. A resposta imunológica resulta da conversão metabólica dos AINEs em derivados reactivos de acil glucuronato. Estes derivados formam então um aduto imunogénico com proteínas intracelulares ou da membrana plasmática e o imunogénio resultante estimula então uma resposta por várias vias imunológicas diferentes, e a cadeia subsequente de interações celulares conduz à doença hepática (Boelsterli *et al.*, 1995). Uma outra razão possível para o aumento dos níveis de AST pode ser atribuída ao aumento da permeabilidade mitocondrial dos hepatócitos causado pelos AINE, que leva ao inchaço mitocondrial e à subsequente libertação de AST em quantidades consideráveis das células hepáticas, devido à sua especificidade para as mitocôndrias (Joseph 2011).

A bilirrubina, designada principalmente por hematoidina, é o produto de degradação amarelo do catabolismo do heme. É produzida pela ação da enzima biliverdina redutase sobre a biliverdina, que é também um produto do catabolismo do heme. A bilirrubina é responsável pelos hematomas amarelos na icterícia e pela cor castanha caraterística das fezes. É tipicamente excretada na bílis e na urina e é utilizada como uma ferramenta de diagnóstico útil na avaliação da icterícia e de outros distúrbios hepatobiliares (Wikipedia 2016). No presente estudo, com a dose terapêutica, os níveis de bilirrubina não foram afectados e permaneceram dentro dos limites em todos os dias de amostragem.

Isto deve-se particularmente ao facto de que, gradualmente, à medida que o meloxicam é eliminado do sangue, há uma diminuição subsequente do nível de bilirrubina.

Por outro lado, a dose dupla de meloxicam provocou um aumento significativo ($P<0,01$) do nível de bilirrubina nos dias 1 e 3, ao passo que no dia 5 os níveis baixaram (Fig. 3, Apêndice III), no entanto, este valor aumentou significativamente ($P<0,05$) em comparação com o valor de controlo. Os níveis de bilirrubina diminuem para o valor anterior ao tratamento no dia 10. Achados semelhantes também foram relatados por Ibrahim *et al.*, 2000 após a administração de dose dupla por sete dias com uma diminuição gradual no nível de bilirrubina sérica nos dias subsequentes de amostragem, uma vez que Fredholm *et al.*, 2013 relataram que 1 mg/kg pode acumular-se até 5 dias no plasma, para 3,0 mg/kg um período de dez dias pode ser suficiente para eliminar a droga do sangue. Os presentes resultados também são, de certa forma, consistentes com os relatados por Abatan *et al.*, 2006, que encontraram apenas um ligeiro aumento nos níveis de bilirrubina após a administração de piroxicam a ratos, que também é um derivado do oxicam como o meloxicam. Já o aumento altamente significativo nos dias 1 e 3 pode dever-se a doses excessivas de meloxicam que podem ter causado uma carga oxidativa e uma interrupção da atividade antioxidante celular da bilirrubina (Sedlak *et al.*, 2009).

A fosfatase alcalina é um grupo de enzimas que se encontra praticamente em todos os tecidos do corpo, com concentrações elevadas no fígado, nas vias biliares, nos ossos, nos rins e na placenta. Trata-se de uma enzima hidrolase que remove um grupo fosfato de vários tipos de moléculas, tais como nucleótidos, proteínas e alcalóides. A fosfatase alcalina é frequentemente utilizada na avaliação de problemas hepatobiliares, renais e na avaliação de defeitos ósseos, uma vez que a ALP está concentrada nas células ósseas (Joseph 2011). No presente estudo, foi observado um aumento significativo ($P<0,05$) no nível de ALP no grupo B no dia 1, com dose terapêutica de meloxicam durante sete dias (Fig. 4, Apêndice IV). Os valores de ALP nos dias 3, 5 e 10 caíram para valores quase de controlo e foram considerados não significativos. Fredholm *et al.*, 2013, num estudo de farmacocinética, relataram a acumulação de meloxicam 1mg/kg P.O. no plasma até 5 dias e sugeriram um período de eliminação de 10 dias com meloxicam. No caso presente, no 10.º dia, uma vez que o fármaco é quase completamente eliminado do organismo, os valores voltaram ao normal. Musa e Ibrahim (2012) relataram que o efeito do meloxicam diminui após a retirada do medicamento.

Por outro lado, foi observado um aumento significativo ($P<0,01$) no grupo C nos dias 1, 3 e 5 após a administração de 3,0 mg/kg de meloxicam. Os valores no dia 10 diminuíram, em comparação com os dias iniciais, mas foram significativos ($P<0,05$). Este facto foi apoiado por Al-Rekabi *et al.*, 2009, que encontraram níveis significativamente aumentados de ALP após a indução de uma dose 3 vezes mais elevada (0,6 mg/kg) de meloxicam em ratos. Observações semelhantes foram relatadas por Mahaprabhu *et al.*, 2011, que descreveram níveis significativamente aumentados de ALP com dose terapêutica e dupla de meloxicam em ratos. Este aumento altamente significativo do nível de ALP pode dever-se à obstrução biliar. Uma vez que a ALP é segregada no ducto biliar e o meloxicam em doses elevadas pode interferir com a secreção biliar de fosfatase alcalina.

O meloxicam em dose terapêutica causou um ligeiro aumento da creatinina sérica no primeiro dia, mas este aumento não foi significativo e voltou ao normal nos dias subsequentes de amostragem. Nos dias 3, 5 e 10, os valores de creatinina voltaram quase aos valores de controlo (Fig. 5, Apêndice V). A creatinina é formada a partir do metabolismo do fosfato de creatina nos músculos e é excretada através da filtração glomerular a uma taxa relativamente constante. Durante as doenças renais, a depuração da creatinina diminui e a maior parte da creatinina é reabsorvida, pelo que a concentração de creatinina aumenta no sangue. Trata-se de uma entidade importante para avaliar os problemas renais. Torres *et al.*, 2013, referiram que a creatinina é o padrão de ouro para avaliar as funções renais.

O meloxicam com dose dupla causou um aumento significativo ($P<0,01$) nos dias 1, 3 e 5 e continuou a ser significativo ($P<0,05$) no dia 10. Os presentes resultados relativos à creatinina foram apoiados por Pehlivan *et al.*, 2010, que encontraram níveis significativamente elevados de creatinina em ratos tratados com meloxicam. Estes valores significativamente aumentados de creatinina podem dever-se ao efeito direto de doses elevadas de meloxicam nos néfrons funcionais, uma vez que o meloxicam está altamente concentrado nos rins e no fígado (Engelhardt. 1996), tal como acontece com os seres humanos, o que pode ter interrompido a taxa de filtração glomerular, causando uma diminuição da depuração da creatinina. Embora o meloxicam seja um inibidor preferencial da COX-2, em doses elevadas também pode inibir a COX-1, o que leva à diminuição da produção de prostaglandinas, especialmente PGE2 e PGI2 (Mahaprabhu *et al.*, 2011 e Sinclair *et al.*, 2012).

As prostaglandinas E2 e I2 desempenham um papel crucial na manutenção da fisiologia renal, do fluxo sanguíneo renal, das funções tubulares e na secreção de renina do aparelho glomerular justa. Brater *et al.*, 2001, afirmaram que não só os inibidores preferenciais, mas também os inibidores altamente selectivos da COX-2, como o rofecoxib e o celecoxib, podem apresentar o mesmo risco renal que os inibidores não selectivos da COX, uma vez que a COX-1 está constitutivamente presente nos rins de todas as espécies, estando envolvida na homeostase renal dependente das PG, pelo que se pode esperar toxicidade renal com o meloxicam, especialmente quando utilizado em doses elevadas.

Verificou-se que a ureia sérica aumentou significativamente ($P<0,05$) no dia 1 com a dose terapêutica de meloxicam e diminuiu gradualmente para o valor de controlo (Fig. 6, Anexo VI). Nos dias 3, 5 e 10 após a administração do medicamento, este aumento foi considerado não significativo. Uma vez que Engelhardt. 1996 referiu que o meloxicam, quando utilizado em doses terapêuticas, tem uma fraca influência no equilíbrio hídrico e eletrolítico nos rins e não é indicativo de toxicidade. A ureia é o produto final do metabolismo das proteínas, que é formado no fígado. No fígado, forma-se inicialmente amoníaco, mas este pode levar o pH das células a níveis tóxicos, pelo que, nos mamíferos, o amoníaco é convertido numa substância menos tóxica, ou seja, a ureia, que é posteriormente absorvida pelo sangue e transportada para os rins, onde é eliminada por filtração glomerular.

Por outro lado, observou-se um aumento significativo ($P<0,01$) no grupo tratado com meloxicam em dose dupla, que continuou a persistir até o dia 5 e aumentou significativamente ($P<0,05$) no dia 10 (Fig. 6, Apêndice VI). Este aumento proeminente do nível de ureia pode estar relacionado com concentrações excessivas de meloxicam no rim que interferem com a excreção de ureia ou devido à inibição de PGE2 e PGI2. Estas prostaglandinas desempenham um papel fundamental na hemodinâmica dos tecidos renais. O meloxicam pode interferir com o fluxo sanguíneo renal, resultando em vasoconstrição causada pela ativação do sistema renina-angiotensina. Brater *et al.*, 2001 relataram que os AINEs permitem que essa vasoconstrição não seja combatida, resultando em insuficiência renal aguda. Nos presentes resultados da ureia, foi observado um aumento dependente da dose. Resultados semelhantes foram encontrados por Ibrahim *et al.*, 2001 e Torres *et al.*, 2011, que relataram níveis aumentados de ureia com a administração de meloxicam. Nora Line. 2013 afirmou que o meloxicam, quando administrado com 80% de inibição da COX-2, uma inibição de 40% da COX-1, ocorrerá concomitantemente.

Achados histopatológicos

Histopatologicamente no Grupo B (Dose terapêutica), verificaram-se alterações de tipo ligeiro, tais como uma dilatação ligeira da veia central e uma dilatação ligeira dos sinusóides das células do fígado e uma dilatação ligeira dos túbulos renais nos rins no dia 5, enquanto o glomérulo e o espaço de Bowman estavam em condições normais. (Placa 3) e (Placa 5). Por outro lado, a dose dupla de meloxicam no dia 5 mostrou uma dilatação grave da veia central, necrose hepática e hepatócitos inchados, rutura do ducto biliar e inflamação peri-portal maciça (Placa-4 a & b), enquanto as secções renais mostraram uma contração grave do glomérulo com espaço de Bowman alargado. (Placa-6 a). As alterações observadas com a administração da dose terapêutica no dia 5 no tecido hepático e renal quase retomam a estrutura normal no dia 10, (Placa-7) e (Placa-10). No entanto, os tecidos tratados com dose dupla não voltaram ao normal e apresentaram consistência com os observados no 5º dia. (Placa-8 b) e (Placa-11).

O recomeço da normalização da estrutura do fígado e dos rins do Grupo B pode dever-se ao facto de o fármaco ter sido eliminado do sangue e de os tecidos terem sido recuperados, uma vez que as alterações foram ligeiras e não se acumularam muito nos tecidos. Fredholm *et al.*, 2013 relataram que o meloxicam a 1 mg/kg se acumulou até 5 dias no plasma de coelho e os níveis do fármaco caíram após a interrupção da terapia.

Por outro lado, o meloxicam com dose dupla revelou alterações marcantes nos tecidos do fígado e dos rins, o que foi apoiado por Al-Rekabi *et al.*, 2009, que relataram necrose grave, hemorragias de hepatócitos com dose tripla de meloxicam e também com dose terapêutica em modelo de rato, e afirmaram que o meloxicam pode acumular-se no fígado e nos rins a um nível mais elevado. Os resultados terapêuticos contrastaram com os observados por Al-Rekabi *et al.*, 2009, o que pode dever-se ao facto de o tratamento ter sido prolongado. No presente estudo, o medicamento foi administrado durante um período mais curto, ou seja, sete dias. Os resultados histopatológicos do fígado, no Grupo C, também foram apoiados por Ebaid *et al.*, 2007, que encontraram hepatócitos vacuolados e dilatação dos sinusóides sanguíneos com a administração de piroxicam a ratinhos durante uma semana. Estas alterações acentuadas nas células hepáticas podem ser atribuídas ao aumento da peroxidação lipídica no fígado. Yukiko *et al.*, 1977, sugeriram que a vacuolação dos hepatócitos pode dever-se à retenção de água no interior dos hepatócitos, causando edema, que pode ter ocorrido devido à redução da energia necessária para a regulação da concentração de iões no interior das células.

As alterações encontradas com a dose dupla de meloxicam estavam de acordo com as encontradas por Burukoglu *et al.,* 2014, que registaram uma contração da cápsula de Bowman, dilatação dos túbulos distais e vasoconstrição das arteríolas com a administração de meloxicam. Achados semelhantes também foram relatados por Ebaid *et al.*, 2007, que relataram encolhimento do glomérulo com espaços de Bowman alargados. A contração glomerular pode dever-se à concentração mais elevada de meloxicam no sangue, que afectou a constrição capilar e resultou numa diminuição da taxa de filtração glomerular.

CAPÍTULO - VI

RESUMO, CONCLUSÕES E SUGESTÕES

Resumo

O meloxicam é um AINE inibidor preferencial da COX-2 da classe do oxicam, frequentemente utilizado em animais e no ser humano em várias doenças que envolvem dor, febre e inflamação. Para além da sua utilização terapêutica, possui ainda efeitos adversos, tal como outros AINE não selectivos.

Este estudo teve como objetivo avaliar os possíveis efeitos hepatotóxicos e nefropáticos do meloxicam, bioquímica e histopatologicamente, num modelo de coelho para avaliar o estado funcional do fígado e do rim. O meloxicam foi administrado em dose terapêutica (1,5mg/kg) ao grupo B e em dose dupla (3,0mg/kg) ao grupo C, por via intramuscular, de 24 em 24 horas, durante sete dias consecutivos. Foram colhidas amostras de sangue nos dias 1, 3, 5 e 10 após a administração do fármaco para avaliação bioquímica. Entre os marcadores bioquímicos, observou-se a presença de Alanina aminotransferase, Aspartato aminotransferase, Bilirrubina, Fosfatase alcalina, Creatinina e Ureia. Para observações histopatológicas, 3 coelhos foram abatidos no dia 5 e os restantes no dia 10, após a administração do medicamento. As secções de tecido foram observadas sob diferentes ampliações do microscópio de luz.

O meloxicam com a administração da dose terapêutica aumentou significativamente ($P<0,05$) a ALT no dia 1 e de forma não significativa nos dias 3, 5 e 10 após o tratamento, no entanto, com a dose dupla de meloxicam, os valores de ALT aumentaram significativamente ($P<0,01$) nos dias 1, 3, 5 e duraram ($P<0,05$) até ao dia 10.

A dose terapêutica de meloxicam não afectou a AST, a bilirrubina e a creatinina séricas, tendo os valores destes parâmetros sido considerados não significativos em todos os dias. No entanto, com uma dose dupla de meloxicam, a AST foi considerada significativa ($P<0,01$) nos dias 1, 3 e 5 e não regressou até ao dia 10. A bilirrubina no dia 1 e 3 aumentou significativamente ($P<0,01$), aumentou significativamente ($P<0,05$) no dia 5 e não foi significativa no dia 10. Verificou-se que a creatinina com dose dupla aumentou significativamente ($P<0,01$) nos dias 1, 3, 5 e manteve-se ($P<0,05$) até ao 10º dia após a administração do medicamento.

Foi observado um aumento significativo ($P<0,05$) na ALP e na Ureia com a dose terapêutica de meloxicam no dia 1, no entanto, este aumento não foi significativo nos dias 3, 5 e 10. Os níveis de ALP e Ureia com dose dupla aumentaram significativamente ($P<0,01$) nos dias 1, 3, 5 e mantiveram-se ($P<0,05$) até ao dia 10.

Histopatologicamente, as secções de tecido do fígado e do rim da dose terapêutica (Grupo B) mostraram uma ligeira dilatação dos sinusóides e da veia central. Também se observou uma ligeira proliferação das células de kupffer nas secções do fígado dos coelhos abatidos no dia 5 após o tratamento. O fígado de coelhos tratados com dose dupla (Grupo C) abatidos no dia 5 mostrou necrose grave dos hepatócitos, dilatação acentuada da veia central, rutura do ducto biliar e hepatócitos vacuolados.

As alterações encontradas no fígado do grupo B eram de grau ligeiro e inverteram-se com o passar do tempo. A maior parte das obliterações celulares voltaram ao normal no dia 10, ao passo que as alterações encontradas no fígado do grupo C eram persistentes e mantiveram-se consistentes até ao dia 10.

Os rins dos coelhos (Grupo B) no dia 5 mostraram uma dilatação ligeira dos túbulos contorcidos distais e uma ligeira rutura dos túbulos contorcidos proximais, enquanto o glomérulo foi observado normal. Por outro lado, os rins dos coelhos (Grupo C) revelaram uma grave contração do glomérulo com espaços de Bowman alargados, alterações hiperémicas intertubulares e infiltração celular. As alterações encontradas no Grupo B recuperaram maioritariamente após o exame no 10.º dia, ao passo que os rins dos coelhos (Grupo C) apresentaram o mesmo quadro histopatológico que o encontrado no 5. O presente estudo demonstrou que os efeitos do meloxicam no fígado e nos rins eram dependentes da dose e do tempo.

Conclusões

Com base nos resultados do presente estudo, foram tiradas as seguintes conclusões:

1. O meloxicam administrado em dose terapêutica causou um aumento não significativo dos parâmetros hepáticos e renais ou, se significativo em alguns casos, regressou ao normal no prazo de 3 dias após a administração.

2. Com dose dupla, os marcadores séricos hepáticos e renais mostraram um aumento altamente significativo em ALT, AST, Bilirrubina, ALP, Creatinina e Ureia. Todos os parâmetros mostraram uma diminuição gradual nos dias subsequentes, mas estavam significativamente aumentados mesmo no dia 10. Apenas os valores de bilirrubina na dose dupla voltaram ao valor de controlo no dia 10.

3. Histopatologicamente, a dose terapêutica de meloxicam causou apenas uma ligeira deformação nas secções do fígado e dos rins no dia 5, que voltou ao normal no dia 10.

4. Observaram-se alterações marcadas nas secções de tecido do fígado e dos rins no dia 5, que foram consistentes até ao dia 10 com a dose dupla de meloxicam.

Sugestões:

1. O meloxicam deve ser utilizado sob supervisão médica restrita para evitar uma utilização excessiva e irregular, uma vez que está a causar efeitos deletérios em coelhos, sugerindo que seja utilizado com precaução em animais de criação.

2. Devem ser evitadas doses elevadas de meloxicam durante um período de tempo mais longo; se for essencial, deve ser seguida uma monitorização rigorosa dos marcadores hepáticos e renais.

3. Sugere-se um estudo comparativo a longo prazo do meloxicam com um inibidor não seletivo e altamente seletivo da COX-2 num modelo animal.

4. Deve ser efectuado um estudo histopatológico com doses elevadas de meloxicam em animais de grande porte.

5. É também sugerido um estudo molecular relativo ao envolvimento da COX-2 na toxicidade dos AINE.

LITERATURA CITADA

Abatan, M. O., I. Lateef e V. O. Taiwo. 2006. Efeitos tóxicos de agentes anti-inflamatórios não esteróides em ratos. Africano. J. Biomed. Res. 9:219-223.

Al Rekabi, F. M., D. A. Abbas e N. R. Hadi. 2009. Efeitos da exposição subcrónica ao meloxicam em alguns parâmetros hematológicos, bioquímicos e histopatológicos do fígado em ratos. Iraqi. J. Vet. Sc. 23(2):249-254.

Andalib, S., A. M. Naeni, A. Gajrani, N. A. Asl e A. Abdollahi. 2011. Um estudo comparativo relativo aos efeitos deletérios do diclofenac sódico e do meloxicam no tecido renal em ratos. Ex. J. 10:149-154.

Bauer, C., F. Patrice e K. Stephen. 2014. Farmacocinética de três formulações de meloxicam em macacos Cynomolgus *(Macaca fascicularis)*. J. American. Asso. Lab Animal Sci. 53(5):502-511.

Bjorkman, D. 1998. Toxicidade do fígado, do trato gastrointestinal inferior e do esófago associada a fármacos anti-inflamatórios não esteróides. American. J. Med. 105(5a):17-21.

Boelsterli, U. A., H.J. Zimmerman e A. K. Rommel. 1995. Toxicidade hepática idiossincrática de anti-inflamatórios não esteróides: mecanismos moleculares e patologia. Crit. Rev. Toxico.25: 207-235.

Brass, E. P. 1993. Toxicidade hepática dos fármacos anti-reumáticos. Cleve. Clinical. J. Med. 60:466472.

Brater, D. C., C. Harris, J. Redfern e B, J. Gertz. 2001. Efeitos renais dos inibidores selectivos da COX-2. American. J. Nephrology. 21: 1-15.

Brenner, B. 1985. Adaptação do néfron à lesão ou ablação renal. Am. J. Phys. 249:324-337.

Burukoglu, D., C. Baycu, F. Taplamacioglu, E. Sahin e E. Bektur. 2014. Efeitos do anti-inflamatório não esteroide meloxicam no estômago, rim e fígado de ratos. Toxi. e Ind. Health. 1-7.

Busch, U. 1994. Pharmacokinetics of meloxicam in animals Scand. J. Rheum. 8: abstract no.119.

Carpenter, J. W., C. G. Pollock, D. E. Koch e R. P. Hunter. 2009. Farmacocinética de dose única e múltipla de meloxicam após administração oral ao coelho (Oryctolagus cuniculus). J. of zoo and wildlife med. 40(4):601-606.

Chahade, W. H., R. N. Giorgi e J. M. Szajubok. 2008. Anti-inflamatórios não esteróides. Einstein. 6 (1):166-174.

Churchill, L., A. G. Graham, C. K. Shih, D. Pauletti, P. R. Farina e P. M. Grob. 1996. Inibição selectiva da ciclo-oxigenase-2 humana pelo meloxicam. Inflam. Pharma. 4:125-135.

Cooper, C. S., K. A. Metcalf, C. E. Barat, J. A. Cook e D. G. Scorpio. 2009. Comparação dos efeitos secundários entre a buprenorfina e o meloxicam utilizados no pós-operatório em coelhos com cinto holandês (Oryctolagus cuniculus) J. of the American Asso. Lab. Ani. Sci. 48(3):279-285.

Cuthbert, R., J. J. Parry, R. E. Green e D. J. Pain. 2006. NSAIDs and scavenging birds, potential impacts beyond Asia's critically endangered vultures. Biol. Lett. (3):90- 93.

Dale, M. M., e J. C. Foreman. 1989. Non-Steroidal Anti-Inflammatory Drugs. Text book of immune-pharmacology, Blackwell Scientific Publications Oxford, 290-299.

Dewitt, D., E. Meade, W. Smith. 1993. Seletividade da isozima PGH sintase: o potencial de fármacos anti-inflamatórios não esteróides mais seguros. Am. J. Med 95:40-45.

Ebaid, H., M. A. Dkhil, M. A. Danfour, A. Tohamy e M. S. Gabry. 2007. Alterações histopatológicas hepáticas e renais induzidas pelo piroxicam em ratos. Libyan J. Med. 2: 82-89.

Engelhardt, G. 1996. Pharmacology of meloxicam, a new non-steroidal anti-inflammatory drug with an improved safety profile through preferential inhibition of COX-2. British J. Rheum. 35(1):4-12.

Fleischmann, R., I. Iqbal e G. Slobodin. 2002. Meloxicam. Opinião de peritos. Pharmacother. (3): 1501 -1512.

Fredholm, D. V., J. W. Carpenter, B. Kukanich e M. Kohles. 2013. Farmacocinética do meloxicam em coelhos após administração oral de doses únicas e múltiplas. American. J. Vet. Res. 74(4):636-641.

Green, R. E., I. Newton, S. Shultz, A. Cunningham, M. Gilbert, D. J. Pain e V. Prakash. 2004. Diclofenac poisoning as a cause of vulture population declines across the Indian subcontinent. J. Appl. Ecol. (41):793-800.

Gunes, V., M. Cinar, A. C. Onmaz, G. Atalan e U. Yavuz. 2011. Efeitos do Meloxicam na deterioração oxidativa devido ao exercício em cavalos.Review.Med.Vet.162: 258-264.

Hawkey, C., A. Kahan, K. Steinbruck, C. Alegre, E. Baumelou e B. Begaud. 1998. Gastrointestinal tolerability of meloxicam compared to diclofenac in osteoarthritis patients. British. J. Rheum. 37:937-45.

Hinz, B., H. Dormann e K. Brune. 2006. Inibição mais pronunciada da ciclo-oxigenase 2, aumento da pressão arterial e redução da frequência cardíaca pelo tratamento com diclofenac em comparação com celecoxib e rofecoxib. Arthr. & Rheum. 54 (1):282-291.

Hussain, S. A., I. T. Numan, B. H. Khalaf e T. A. Abdullah. 2007. Utilização terapêutica da silimarina no tratamento da suspeita de lesão renal e hepática produzida por AINEs em doentes com osteoartrite. Iraqi. J. Pharm. Sc. 16(1):34-38.

Ibrahim, A. I., K. A. Amin, Y. A. Hafez e H. M. Rashad. 2000. Algumas alterações bioquímicas no sangue de coelhos aos quais foram administrados glucocorticóides (betametasona) ou drogas NSAIDs (meloxicam). Suez Canal vet. Med. J. 3 (2):587-597.

Inal, S., S. Kabay, M. K. Cayci, H. I. Kuru, S. Altikat, G. Akkas e A. Deger. 2014. Comparação dos efeitos do dexketoprofeno trometamol, meloxicam e diclofenaco de sódio na cicatrização de fraturas fibulares, rins e fígado: Um modelo experimental de rato. Injury. Int. J. 45:494-500.

José, A. 2011. Avaliação da função hepática e estudos de diagnóstico. Universidade Loyola de Chicago.

Kay-Mugford, P., S. J. Benn, J. Lamarre e P. Conlon. 2000. In vivo effects of nonsteroidal anti-inflammatory drugs on cyclooxygenase activity in dogs. American J. Vet. Res. 61 (7):802-810.

Kim, W. R., S. L. Flamm, A. M. Bisceglie e H. S. Bodenheimer. 2008. Atividade sérica da Alanina aminotransferase (ALT) como indicador de saúde e doença. (Artigo especial) Hepatology. 1363-1370.

Kumar, G., D. Hota, U. N. Saikia e P. Pandhi. 2010. Avaliação da eficácia analgésica, gastrotoxicidade e nefrotoxicidade de combinações de doses fixas de inibidores não selectivos preferenciais e selectivos da ciclo-oxigenase com paracetamol em ratos. Exp. e Tox. Path. 62:653-662.

Lascelles, B. D., M. H. Court, E. M. Hardie e S. A. Robertson. 2007. Antiinflamatórios não esteróides em gatos. A review. Vet. Anaes. and Analgesia. 34:228-250.

Mahaprabhu, R., A. G. Bhandarkar, J. Babulal, S. P. Rahangadale e N. V. Kurkure. 2011. Efeito Ameliorativo do Ocimum Sanctum na Toxicidade Induzida pelo Meloxicam em Ratos Wistar. Toxicol. Int. 18 (2):130-136.

Mahmood, K. T., M. Ashraf e M. U. Ahmad. 2010. Eco-Friendly Meloxicam Replaces EcoDamaging Diclofenac Sodium in Veterinary Practice in South Asia - A Review. J. Pharm. Sci. & Res. 2(10):672-685.

Mahmood, K. T., M. Ashraf, T. Mahmood e I. U. Haq. 2010b. Pharmacokinetics of Ecofriendly Meloxicam in Healthy Dogs (Farmacocinética do Meloxicam Ecológico em Cães Saudáveis). J. Pharm. Sci. & Res. 2(12):861-866.

Manoukian, A. V e J. L. Carson. 1996. Distúrbios hepáticos induzidos por fármacos anti-inflamatórios não esteróides. Incidência e prevenção. Drug Saf.15: 64-71.

Modi, C. M., S. K. Mody, H. B. Patel, G. B. Dudhatra, A. Kumar e M. Avale. 2012. Visão geral toxicopatológica de medicamentos analgésicos e anti-inflamatórios em animais. J. of Applied

Pharmaceutical Science. 02 (01):149-157.

Morham, S., R. Langenbach, C. Loftin. 1995. A disrupção do gene da prostaglandina sintase 2 causa patologia renal grave no rato. Cell 83:473-482.

Musa, H. D e L. M. Ibrahim. 2012. O efeito da injeção sulcular de meloxicam no parâmetro bioquímico do coelho. J. Bagh Coll. Dentistry. 24(4): 88-91.

Nadia, Z. S e A. A. Abdul-Aziz. 2014. Efeito do Meloxicam na atividade da lipoxigenase na traqueia, pele, estômago e soro de coelhos (in vivo e in vitro). Life Sci. J. 11(6):48-55.

Nakagawa, K., T. Yamagami e N. Takemura. 2005. Toxicose hepatocelular associada à administração alternada de carprofeno e meloxicam num husky siberiano. J. vet. med. sci. 67(10):1051-1053.

Linha Nora. 2013. Uso de meloxicam em gatos e seus potenciais efeitos sobre a função renal. Dissertação de Mestrado. Departamento de Farmacologia e Toxicologia. Universidade Szent Istavan Budapeste Hungria.

Odriozola, P. M e J. I. Lahuerta. 2010. Meloxicam como causa de hepatite autoimune induzida por drogas. Dig. Dis. Sci.55:1191-1192.

Pehlivan, B., O. Cuvas, H. Basar, F. Bakir, H. Ustun e B. Dikmen. 2010. Comparação dos efeitos de tratamentos com doses repetidas de lornoxicam e meloxicam nas funções renais em ratos. Turk. J. Med. Sci. 40 (3):371-376.

Pereira, M. E e K. Werther. 2007. Registo Veterinário 160:844-846.

Prakash, V., D. J. Pain, A. A. Cunningham, P. F. Donald, N. Prakash, A. Verma, R. Gargi, S. Sivkuma e A. R. Rahmani. 2003. Catastrophic collapse of Indian white- backed *Gyps bengalensis* and long-billed *Gyps indicus* vulture populations. Biol. Cons. (109):381-390.

Rauser, P., L. Stehilic, P. Proks, R. Srnec e A. Necas. 2010. Efeito da administração de sete dias de carprofeno ou meloxicam na função renal em porcos miniatura clinicamente saudáveis. Vet. Med. 55(9):438-444.

Salhab, A. S., B. I. Amro e M. S. Shomaf. 2003. Investigação adicional sobre a contraceptividade do meloxicam em coelhos fêmeas: Luteinização de folículos não rompidos, uma evidência microscópica. Contraception.67:485-489.

Sedlak, T. W., M. Saleh, D. S. Higginson, B. D. Paul, K. R. Juluri e S. H. Snyder. 2009. A bilirrubina e a glutationa têm funções antioxidantes e citoprotectoras complementares. Actas da Academia Nacional de Ciências. 106(13):5171-5176.

Seibert, K., Y. Zhang, K. Leahy, S. Hauser, J. Masferrer, W. Perkins, L. Lee e P. Isakson. 1994.

Demonstração farmacológica e bioquímica do papel da ciclo-oxigenase 2 na inflamação e na dor. Proc Nat Acad. Sc. 91:12013-17.

Sinclair, K. M., M. E. Church, T. D. Farver, L. J. Lowenstine, S. D. Owens e J. P. Murphy. 2012. Efeitos do meloxicam nas variáveis de análise bioquímica hematológica e plasmática e resultados do exame histológico de espécimes de tecido de codornas japonesas *(Coturnix japonica)*.American J. of Vet. Res. 73(11): 1720-1727.

Smith, W. L. e D. L. Dewitt. 1996. Prostaglandin endoperoxide H synthases-1 and -2. Adv Immunol. 62:167-215.

Somchit, N., F. Sanat, E. H. Gan, I. W. Shahrin e A. Zuraini. 2004. Lesão hepática induzida pelo ácido mefenâmico, um anti-inflamatório não esteroide. Singapore. Med. J. 45(11):530-532.

Sozer, S., G. Diniz e F. Lermioglu. 2011. Efeito do celecoxib em ratos jovens: Alterações histopatológicas nos tecidos e alterações do stress oxidativo/sistema de defesa antioxidante. Arch. Phar. Res. 34(2):253-259.

Stei, P., B. Kruss, J. Wiegleb e V. Trac. 1996. Tolerabilidade tecidular local do meloxicam, um novo AINE: Indicações para a administração parentérica, dérmica e mucosa. British J. Rheum. 35(l):44-50.

Torres, M. F., R. C. Silva, J. A. Brancher, D. Malheiros, E. P. Farias e A. B. Gumaraes. 2013. Análise comparativa dos efeitos do meloxicam e do Flunixin meglumine na função renal de ratos wistar. Arquivos. Vet. Sc. 18(3):38-45.

Turck, D., W. Roth e U. Busch. 1996. A Review of the clinical Pharmacokinetics of Meloxicam. British. J. Rheum. 35(1):13-16.

Turner, P.V., H. C. Chen e W. M. Taylor. 2006. Pharmacokinetics of meloxicam in rabbits after single and repeat oral dosing. comp. Med. 56(1):63-67.

Vane, J. R e R. M. Botting. 1997. Mecanismo de ação dos fármacos semelhantes à aspirina. Semin Arthritis. Rheum. 26(6):2-10.

Vane, J. 1994. Rumo a uma aspirina melhor. Nature. 367:215-216.

Victor, M. D., A.V. David, R. B. John, U. A. Manuela e T, J. Juan. 2014. Efeito analgésico e efeitos colaterais do celecoxib e meloxicam na osteoartrite do quadril canino Rev. MVZ Córdoba 19 (3): 4289-4300.

Wani, A. R., S. U. Nabi, S. A. Bhat, O. S. Shah, N. A. Kutchy e R. K. Roy. 2014. Parâmetros farmacocinéticos do meloxicam após a sua administração oral em cabras. Vet. World. 7(3):141-145.

Wikipédia, a enciclopédia livre. Bilirrubina visitada em 09-02-2016.

Wenger, S. 2012. Anestesia e analgesia em coelhos e roedores. J. Exotic pet. Med. 21(1):7- 16.

Wojtulewski, J. A., M. Schattenkirchner, P. Barcelo, X. Leloet, P. R. Bevis, E. Bluhmki e M. Distel. 1996. A six-month double-blind trial to compare the efficacy and safety of meloxicam 7.5 mg daily and naproxen750 mg Daily in patients with rheumatoid arthritis. British. J. Rheum. 35(l):22-28.

Yukiko, T., L. Sokpong e U. Michio. 1977. Efeitos de fármacos anti-inflamatórios não esteróides na fosforilação oxidativa em mitocôndrias de fígado de rato. Biochem. Pharma. 26:2101-2106.

Zimmerman, H. J. 1990. Atualização da hepatotoxicidade devida a classes de medicamentos de uso clínico comum: medicamentos não esteróides, anti-inflamatórios, antibióticos, anti-hipertensores, agentes cardíacos e psicotrópicos. Semin Liver Dis. 10:322-338.

APÊNDICES

Apêndice- I Valores médios de ALT sérica (U/L) em coelhos, administrados com dose terapêutica e dupla de meloxicam.

Dias	Média (Grupo B)	S.E	Média (Grupo C)	S.E
C	81.46	1.30	81.46	1.30
1	89.34*	1.99	148.96*	1.56
3	85.00	1.07	144.68**	2.65
5	82.97	0.39	138.59**	1.72
10	82.84	0.99	94.81*	1.90

* Significativamente diferente do valor de controlo (P<0,05)

** Significativamente diferente do valor de controlo (P<0,01)

Apêndice- II Valores médios de AST sérica (U/L) em coelhos, administrados com dose terapêutica e dupla de meloxicam.

Dias	Média (Grupo B)	S.E	Média (Grupo C)	S.E
C	90.50	0.57	90.50	0.57
1	92.47	0.42	141.36**	0.72
3	91.60	0.60	139.09**	0.78
5	90.94	0.47	130.11**	2.57
10	90.59	0.29	115.38**	5.23

* Significativamente diferente do valor de controlo (P<0,05)

** Significativamente diferente do valor de controlo (P<0,01)

Apêndice- III Valores médios de bilirrubina sérica (mg/dl) em coelhos, administrados com dose terapêutica e dupla de meloxicam.

Dias	Média (Grupo B)	S.E	Média (Grupo C)	S.E
C	0.80	0.01	0.80	0.01
1	0.81	0.01	1.76*	0.02
3	0.81	0.005	1.31**	0.01

5	0.80	0.005	0.86*	0.01
10	0.80	0.003	0.80	0.01

[*] Significativamente diferente do valor de controlo (P<0,05)

[**] Significativamente diferente do valor de controlo (P<0,01)

Apêndice- IV Valores médios da fosfatase alcalina sérica (U/L) em coelhos aos quais foi administrada uma dose terapêutica e dupla de meloxicam.

Dias	Média (Grupo B)	S.E	Média (Grupo C)	S.E
C	120.71	0.48	120.71	0.48
1	126.58**	0.40	130.97**	0.95
3	123.12	0.45	129.84**	0.70
5	122.69	0.41	128.45**	0.86
10	121.82	0.58	124.74*	0.73

[*] Significativamente diferente do valor de controlo (P<0,05)

[**] Significativamente diferente do valor de controlo (P<0,01)

Apêndice- V Valores médios de creatinina sérica (Mg/dl) em coelhos que receberam dose terapêutica e dupla de meloxicam.

Dias	Média (Grupo B)	S.E	Média (Grupo C)	S.E
C	0.70	0.00	0.70	0.00
1	0.85	0.02	3.18*	0.07
3	0.78	0.02	3.06**	0.06
5	0.74	0.01	2.41**	0.06
10	0.73	0.01	1.39**	0.01

[*] Significativamente diferente do valor de controlo (P<0,05)

[**] Significativamente diferente do valor de controlo (P<0,01)

Apêndice- VI Valores médios de ureia sérica (Mg/dl) em coelhos, administrados com dose terapêutica e dupla de meloxicam.

Dias	Média (Grupo B)	S.E	Média (Grupo C)	S.E

C	31.74	0.59	31.74	0.59
1	35.27*	0.41	55.73**	0.86
3	34.69	0.30	47.88**	1.45
5	34.09	0.05	40.79**	0.40
10	33.06	0.11	35.38*	0.25

[*] Significativamente diferente do valor de controlo (P<0,05)

[**] Significativamente diferente do valor de controlo (P<0,01)

SINOPSE

SÍNTESE DA PROPOSTA DE TRABALHO DE INVESTIGAÇÃO DE TESE A REALIZAR NO ÂMBITO DO CUMPRIMENTO PARCIAL DOS REQUISITOS PARA A OBTENÇÃO DO GRAU DE MESTRE EM FILOSOFIA (M.Phil) EM FARMACOLOGIA VETERINÁRIA A APRESENTAR À SINDH AGRICULTURE UNIVERSITY,TANDO JAM POR ABRAR AHMAD S/O SALIM AHMAD, REG N. 2K13-PH-107.

Título: Efeito do Meloxicam no fígado e nos rins do coelho: Um estudo bioquímico e histopatológico.

INTRODUÇÃO

Os AINE (anti-inflamatórios não esteróides) são agentes com efeitos anti-inflamatórios, analgésicos e antipiréticos. Estes fármacos são utilizados frequente e habitualmente em animais, bem como em seres humanos, para aliviar a dor, a febre e a inflamação (Mahmood *et al.*, 2010). Os AINE actuam inibindo as enzimas pró-prostaglandinas, a ciclo-oxigenase-1 (COX-1) e a ciclo-oxigenase-2 (COX-2). Considera-se que a inibição da COX-2 medeia as acções terapêuticas dos AINE, ao passo que a inibição da COX-1 resulta geralmente em efeitos secundários indesejáveis, particularmente no trato gastrointestinal (Gunes *et al.*,2011).

O diclofenac, um AINE, foi apontado como uma das principais causas do declínio da população de abutres no sul da Ásia. As populações de abutres de dorso branco oriental (*Gyps bengalensis*), de bico comprido (*Gyps indicus*) e de bico fino (*Gyps tenuirostris*) registaram uma redução de mais de 95% desde 1990 (Prakash *et al.*, 2003). Segundo consta, a mortalidade causada pelo diclofenac é a principal causa dos declínios populacionais observados (Green *et al.,* 2004). Vários AINE são atualmente utilizados como substitutos do diclofenac, incluindo o meloxicam, após a proibição do diclofenac em 2005-06 no Paquistão, na Índia e no Nepal; contudo, há informações de que as formulações baratas de diclofenac disponíveis gratuitamente para uso humano continuam a ser utilizadas indevidamente em animais (Cuthbert *et al.,* 2006).

O meloxicam é um AINE amplamente utilizado em humanos, bovinos, búfalos, cabras e cães numa variedade de doenças inflamatórias. Trata-se de um derivado do oxicam, um membro do grupo dos AINE do ácido enólico. É quimicamente designado como 4-hydroxy-2-methyl-N-(5-methyl-2-thiazolyl)-2H-1,2-benzothiazine-3-carboxamide-1,1dioxide (Mahmood *et al.*,2010). É ligeiramente solúvel em acetona, solúvel em dimetilformamida e muito ligeiramente solúvel em etanol (96%) e metanol. É insolúvel em água a um pH ácido-neutro e muito solúvel a um pH básico. É um inibidor relativamente seletivo da COX-2 na sua dose terapêutica mais baixa e um anti-inflamatório ao inibir a síntese das prostaglandinas nas células inflamatórias (Fleischmann *et al.*, 2002). É 12 vezes mais seletivo na inibição da atividade da COX-2 do que da atividade da COX-1 (Wani *et al.*, 2014).

O meloxicam, tal como a maioria dos outros AINE, é bem absorvido pela mucosa gástrica e intestinal quando administrado por via oral. Está ligado à albumina plasmática em cerca de 99,5 % e as experiências em animais mostraram que o meloxicam é predominantemente distribuído para compartimentos altamente perfundidos (ricos em albumina), como o sangue, o fígado e os rins (Busch 1994). O meloxicam é largamente metabolizado no fígado através de reacções de fase I, principalmente por oxidação do grupo metilo da fração tiazolil; outros metabolitos resultam da clivagem do anel tiazina (Turck *et al.*, 1996). É convertido em quatro metabolitos inactivos que são rapidamente eliminados, o que leva a uma semi-vida mais curta ($t_{1/2}$), em contraste com o piroxicam e o tenoxicam, que são depois normalmente excretados na urina (Mahmood *et al.*, 2010).

O meloxicam, isoladamente ou em associação com medicamentos antimicrobianos, está indicado para utilização em ruminantes no tratamento de laminite, mastite, miosite, pleurite, pneumonia, parto prematuro, entorse, sinovite, inflamação aguda e crónica associada a perturbações músculo-esqueléticas e no tratamento da dor pós-operatória. Os principais efeitos secundários do meloxicam são irritação gastrointestinal (vómitos, diarreia e ulceração). Os efeitos secundários raros mas importantes incluem toxicidade hepática e renal (Vane e Botting 1997).

O meloxicam é considerado mais seguro, uma vez que produz uma incidência consideravelmente menor de efeitos adversos gastrointestinais do que o diclofenac e o naproxeno (Hawkey *et al.*, 1998 e Wojtulewski *et al.*, 1996). Causa uma menor ocorrência de nefrotoxicidade e foi largamente substituído pelo diclofenac (Mahmood *et al.*, 2010). No entanto, existem vários relatórios que indicam que o meloxicam também causa hepatotoxicidade, nefrotoxicidade e ulceração gastrointestinal (Mahaprabhu *et al.*, 2011).

O meloxicam tem revelado lesões hepáticas em caninos (Nakagawa *et al.*, 2005). Também foi relatado que o uso persistente de meloxicam agrava a ulceração digestiva extensa e a gastrite crónica quando utilizado como tratamento habitual para a dor osteoarticular em cães (Victor *et al.*, 2014). O exame histopatológico revelou que o meloxicam provoca uma inflamação celular em fase proliferativa no fígado e nefrite intersticial focal nas células renais (Burukoglu *et al.*, 201

O meloxicam é utilizado com frequência e de forma extravagante na prática veterinária, podendo causar efeitos adversos no fígado e nos rins. Os modelos experimentais são sempre utilizados para avaliar os vários efeitos dos fármacos. Até à data, foram realizados muito poucos trabalhos sobre exames bioquímicos e histopatológicos em coelhos tratados com meloxicam, pelo que este estudo foi concebido para examinar os efeitos de diferentes doses de meloxicam nos parâmetros bioquímicos e histopatológicos que indicam o estado funcional do fígado e dos rins. Este estudo também ajudará a fornecer uma base para a utilização segura do meloxicam em animais de grande porte.

OBJECTIVOS:

Os principais objectivos do estudo são:

1. Avaliar os efeitos bioquímicos séricos de diferentes doses de Meloxicam relativamente às funções hepática e renal em coelhos.

2. Observar alterações histopatológicas com diferentes doses de Meloxicam no fígado e nos rins de coelhos.

REVISÃO DA LITERATURA

Ibrahim *et al.* (2000) efectuaram um estudo sobre parâmetros renais e hepáticos em 32 coelhos brancos, que foram divididos em 4 grupos para observar o efeito da betametasona e do meloxicam. Relataram que os valores séricos de AST foram significativamente aumentados com a dose terapêutica e dupla de meloxicam após 24 e 72 horas de administração. A atividade ALT demonstrou estar significativamente aumentada com a dose dupla de meloxicam e betametasona após 24 horas. A bilirrubina total, a ureia e a creatinina mostraram estar significativamente aumentadas com doses duplas de meloxicam e betametasona, respetivamente.

Nakagawa *et al.* (2005) estudaram o efeito do meloxicam (0,2mg/kg S.C) em cadelas previamente tratadas com carprofeno (4mg/kg P.O.). Ao efetuar a análise química do soro, foi registado um aumento significativo da ALT, AST, ALP e bilirrubina. O relatório post-mortem revelou hepatomegalia, necrose hepática aguda, degenerescência em balão (alteração vacuolar) e dispersão de focos brancos em todos os lóbulos do fígado, enquanto o exame histopatológico dos rins revelou necrose tubular aguda e lesões hemorrágicas. Conclui-se deste estudo que o meloxicam causou alterações nos marcadores hepáticos e renais em cães.

Turner *et al.* (2006) avaliaram o perfil farmacocinético do meloxicam (0,3 e 1,5 mg/kg) administrado em doses orais únicas e repetidas (uma vez por dia durante 5 dias) a coelhos fêmeas para definir a dose e o intervalo de dosagem ideais para utilização clínica. Foram recolhidas amostras de plasma e as concentrações foram determinadas por cromatografia líquida de alta eficiência. Os sinais clínicos, o peso corporal e os parâmetros químicos séricos (sódio, potássio, cloreto, proteínas totais, ureia, creatinina, glucose, fosfatase alcalina, gama-glutamiltransferase e alanina aminotransferase) foram avaliados antes e 5 d após a dose, para monitorizar a segurança nos 2 níveis de dose em ambos os estudos. As concentrações plasmáticas máximas de meloxicam foram registadas às 6 a 8 h e foram de 0,14 e 0,3 μgml, respetivamente. Ao realizar a bioquímica sérica, foi registado um aumento dependente da dose no nível de ureia. Por outro lado, a ALP e a creatinina aumentaram significativamente com o aumento da dose, enquanto o nível de ALT não aumentou significativamente.

Mahaprabhu *et al.* (2011) efectuaram um estudo sobre os efeitos hematológicos, bioquímicos e histopatológicos do meloxicam em ratos Wistar. Dividiram um total de 36 ratos em seis grupos, ou seja, G1, G2, G3, G4, G5 e G6. O G1 foi o grupo de controlo, enquanto o G2 e o G3 receberam meloxicam a 1,2mg/kg e 2,4mg/kg de peso corporal, respetivamente. O G4 e o G5 receberam a mesma dose de meloxicam juntamente com 200 mg/kg de extrato aquoso de *Ocimum sanctum* (Tulsi) e o G6 recebeu 200mg/kg de *Ocimum sanctum* apenas. Verificou-se que a fosfatase alcalina, a bilirrubina sérica e a creatinina sérica aumentaram significativamente em comparação com os grupos de controlo. Os achados microscópicos dos tecidos do fígado do grupo 2 e do grupo 3 mostraram um grau variado de alterações, desde a degeneração granular à necrose dos hepatócitos das áreas perivasculares. Os tecidos dos rins do grupo 3 mostraram alterações degenerativas extensas do epitélio tubular, nefrite intersticial e hemorragias. Os resultados globais deste estudo sugerem efeitos hepatotóxicos e nefrotóxicos do meloxicam com as suas várias doses.

Sinclair *et al.* (2012) efectuaram um estudo hematológico, bioquímico e histopatológico em codornizes japonesas tratadas com meloxicam. Utilizaram 15 codornizes no seu estudo, 10 aves receberam meloxicam a 2,0 mg/kg I.M e 5 aves foram mantidas como controlo. Às aves de controlo foi administrada uma solução de Nacl a 0,9% (0,05 ml I.M). Os resultados deste estudo não revelaram alterações significativas nos valores das variáveis hematológicas, no entanto, as actividades plasmáticas de ácido úrico, creatina quinase ou aspartato aminotransferase aumentaram significativamente após o tratamento, em comparação com o tratamento anterior. Na necropsia, foram registadas lesões nos rins. Além disso, foram registadas lesões histopatológicas substanciais limitadas à necrose do músculo peitoral nas aves tratadas com meloxicam. O estudo sugere que o meloxicam provoca lesões histopatológicas nos rins e nos músculos peitorais.

Bauer *et al.* (2014) investigaram os parâmetros farmacocinéticos de 3 formulações de meloxicam em macacos cynomolgus (macacos). Compararam uma dose única de meloxicam SR, como uma formulação de libertação prolongada, com formulações I.M e orais, doseadas durante 3 dias consecutivos. Verificaram que as formulações orais produziam níveis plasmáticos mais baixos e uma duração mais curta do que as formulações I.M, enquanto as formulações I.M atingiam níveis plasmáticos mais baixos em comparação com as formulações subcutâneas de libertação sustentada. Juntamente com outros parâmetros, também efectuaram testes de função hepática e renal. Os seus resultados indicaram que não houve diferença significativa na creatinina, proteína total, ALT, AST e bilirrubina total em comparação com a pré-dosagem com meloxicam.

Burukoglu *et al.* (2014) efectuaram um estudo histológico sobre os efeitos do meloxicam no estômago, nos rins e no fígado de ratos Sprague-Dawley. Dividiram 20 ratos em 2 grupos com 10 animais em cada. Um grupo foi mantido como controlo e ao outro foi administrado 15mg/kg de meloxicam intra-peritoneal (I.P) durante 15 dias. Os animais foram submetidos a eutanásia aos 15th dias. As amostras de estômago, rim e fígado foram processadas e examinadas sob microscopia ótica. Revelaram infiltração de células mononucleares, formação pseudo-lobular e congestão venosa nos tecidos parenquimatosos. As amostras de fígado também apresentavam estase capilar e inflamação em fase de proliferação celular. As amostras de rim revelaram estase glomerular, hipertrofia relacionada e nefrite intersticial focal. A cápsula de Bowman apresentava uma contração.

Victor *et al.* (2014) avaliaram os efeitos farmacológicos, clínicos e toxicológicos do celecoxibe e do meloxicam para analgesia em cães com osteoartrite de quadril. Eles avaliaram os animais quanto às variáveis analgésicas, hematológicas e parâmetros bioquímicos séricos para as funções hepática e renal. Verificou-se que tanto o celecoxib como o meloxicam reduziram a dor articular de acordo com a escala de Melbourne durante 30 dias de tratamento. Foi ainda referido que a ALT e a ALP estavam aumentadas de forma não significativa e não eram indicativas de danos. A creatinina e a ureia mostraram-se normais e não eram indicativas de insuficiência renal, no entanto, concluíram que ambos os medicamentos induziram gastrite crónica.

PLANO DE TRABALHO

Dezoito coelhos clinicamente saudáveis com aproximadamente a mesma idade e peso serão utilizados para este estudo. Os coelhos serão mantidos no biotério da Faculdade de Zootecnia e Ciências Veterinárias da Sindh Agriculture University Tandojam. Os coelhos serão deixados a aclimatar-se durante 15 dias, sendo-lhes fornecida alimentação e água ad libitum. Os coelhos serão divididos em três grupos, ou seja, os grupos A, B e C, com 6 coelhos em cada um. O Grupo A servirá de controlo e não será tratado, enquanto que ao Grupo B e C serão administrados 1,5mg/kg (dose terapêutica) e 3,0mg/kg de peso corporal (dose elevada) de Meloxicam por via intramuscular (I.M), respetivamente, durante sete dias consecutivos com um intervalo de 24 horas. Os valores de base serão definidos antes do início da experiência. O sangue será colhido da veia marginal da orelha de cada coelho, de forma asséptica, em tubos de recolha de sangue nos dias 1, 3, 5 e 10th dia da última dose administrada (7th dia). Para o efeito, será utilizada uma agulha de calibre 26.

As amostras de sangue serão levadas para o laboratório de pós-graduação do Departamento de Fisiologia/Farmacologia Veterinária. O soro será separado por centrifugação do sangue a 1500rpm durante 10 minutos para análise bioquímica. No 5º dia de recolha de amostras, 3 coelhos de cada grupo e no final da experiência (10th dia), todos os restantes coelhos serão abatidos através do método Halal e os seus rins e fígado serão removidos para exame histopatológico.

PLANO DE TRATAMENTO

Grupo A	**Grupo B**	**Grupo C**

Controlo	Tratada com 1,5mg/kg de Meloxicam	Tratada com 3,0mg/kg de Meloxicam

PARÂMETROS BIOQUÍMICOS

Vários parâmetros bioquímicos séricos relativos às funções hepática e renal, ou seja, alanina aminotransferase (ALT), aspartato aminotransferase (AST), bilirrubina, fosfatase alcalina (ALP), creatinina e ureia, serão analisados com os respectivos métodos de kit.

Grupos	**Dia 1**	**Dia 3**	**Dia 5**	**Exame histopatológico (dia 5)**	**Dia 7**	**Dia 10**
Grupo A Controlo/não tratado	Bilirrubina ALT AST Ureia Creatinina ALP	Bilirrubina ALT AST Ureia Creatinina ALP	Bilirrubina ALT AST Ureia Creatinina ALP	Será recolhida uma amostra do fígado e dos rins	Bilirrubina ALT AST Ureia Creatinina ALP	Bilirrubina ALT AST Ureia Creatinina ALP
Grupo B Tratados com 1,5mg/kg de Meloxicam	Bilirrubina ALT AST Ureia Creatinina ALP	Bilirrubina ALT AST Ureia Creatinina ALP	Bilirrubina ALT AST Ureia Creatinina ALP	Será recolhida uma amostra do fígado e dos rins	Bilirrubina ALT AST Ureia Creatinina ALP	Bilirrubina ALT AST Ureia Creatinina ALP
Grupo C tratado com 3,0mg/kg de meloxicam	Bilirrubina ALT AST Ureia Creatinina ALP	Bilirrubina ALT AST Ureia Creatinina ALP	Bilirrubina ALT AST Ureia Creatinina ALP	Será recolhida uma amostra do fígado e dos rins	Bilirrubina ALT AST Ureia Creatinina ALP	Bilirrubina ALT AST Ureia Creatinina ALP

No dia 10th, todos os restantes coelhos serão abatidos após a recolha de amostras de sangue. O fígado e os rins serão retirados para exame histopatológico.

EXAME HISTOPATOLÓGICO

O exame histopatológico será efectuado no Departamento de Patologia Veterinária da Faculdade de Zootecnia e Ciências Veterinárias. Para o exame histopatológico, serão colhidas amostras representativas de tecido do fígado e do rim em formalina tamponada a 10%. Os tecidos fixados em formalina tamponada neutra serão processados por uma técnica de processamento histológico de tecidos de rotina (Fixação, Lavagem, Desidratação, Desobstrução, Infiltração, Incorporação,

Seccionamento, Montagem e Coloração). Serão cortadas secções de 5 μ, coradas com hematoxilina e eosina (H & E) e observadas ao microscópio ótico.

ANÁLISE ESTATÍSTICA

Os dados obtidos serão tabulados e analisados estatisticamente com um programa estatístico adequado.

BIBLIOGRAFIA

Bauer, C., F. Patrice e K. Stephen. 2014. Farmacocinética de três formulações de meloxicam em macacos Cynomolgus *(Macaca fascicularis).J.* American. Asso. Lab Animal Sci.53 (5): 502-511.

Burukoglu, D., C. Baycu, F. Taplamacioglu, E. Sahin e E. Bektur. 2014. Efeitos do anti-inflamatório não esteroide meloxicam no estômago, rim e fígado de ratos. Toxicologia e Saúde Industrial. 1-7.

Busch. U. 1994. Farmacocinética do meloxicam em animais Scand. J. Rheumatol 8: abstract no.119.

Cuthbert, R., J.J. Parry, R.E. Green e D.J. Pain. 2006. NSAIDs and scavenging birds, potential impacts beyond Asia's critically endangered vultures. Biol. Lett. (3): 90-93.

Fleischmann, R. I. Iqbal e G. Slobodin. 2002. Meloxicam. Opinião de peritos. Pharmacother. (3): 1501 -1512.

Green, R.E, I. Newton, S.Shultz, A.Cunningham, M.Gilbert, D.J. Pain e V.Prakash.2004. Diclofenac poisoning as a cause of vulture population declines across the Indian subcontinent.J.Appl.Ecol. (41): 793-800.

Gunes, V., M. Cinar, A. C. Onmaz, G. Atalan e U. Yavuz. 2011. Efeitos do Meloxicam na deterioração oxidativa devido ao exercício em cavalos.Review.Med.Vet.162: 25 8264.

Hawkey, C., A, Kahan, K. Steinbruck, C. Alegre, E. Baumelou e B. Begaud. 1998. Gastrointestinal tolerability of meloxicam compared to diclofenac in osteoarthritis patients. British. J. Rheum. (37): 937-45.

Ibrahim, A.I, K.A. Amin, Y.A. Hafez e H.M. Rashad. 2000. Algumas alterações bioquímicas no sangue de coelhos aos quais foram administrados glucocorticóides (betametasona) ou drogas NSAIDs (meloxicam). Suez Canal vet. Med. J. 3 (2): 587-597.

Mahaprabhu, R., A. G. Bhandarkar, J. Babulal, S. P. Rahangadale e N.V. Kurkure. 2011. Efeito Ameliorativo do Ocimum Sanctum na Toxicidade Induzida pelo Meloxicam em Ratos Wistar. Toxicol. Int. 18 (2): 130-136.

Mahmood, K. T., M. Ashraf e M. U. Ahmad. 2010. Eco-Friendly Meloxicam Replaces EcoDamaging Diclofenac Sodium in Veterinary Practice in South Asia - A Review. J. Pharm. Sci. & Res.2 (10): 672-685.

Nakagawa, K., T. Yamagami e N. Takemura. 2005. Toxicose hepatocelular associada à administração alternada de carprofeno e meloxicam num husky siberiano. J. vet. med. sci. 67(10): 1051-1053.

Prakash, V., D.J.Pain, A. A. Cunningham, P.F. Donald, N. Prakash, A. Verma, R. Gargi, S. Sivkuma e A. R. Rahmani. 2003. Catastrophic collapse of Indian white- backed *Gyps bengalensis* and long-billed *Gyps indicus* vulture populations. Biol. Cons. (109): 381-390.

Sinclair, K.M., M. E. Church, T. D. Farver, L. J. Lowenstine, S.D. Owens e J.P. Murphy. 2012. Efeitos do meloxicam nas variáveis de análise bioquímica hematológica e plasmática e resultados do exame histológico de amostras de tecido de codornizes japonesas *(Coturnix japonica)*.American J. of Vet.Res.73 (11): 1720-1727.

Turck, D., W. Roth e U. Busch.1996. A Review of the clinical Pharmacokinetics of Meloxicam. British. J. Rheum. 35(1): 13-16.

Turner, P.V., H.C. Chen e W. M. Taylor. 2006. Pharmacokinetics of meloxicam in rabbits after single and repeat oral dosing. comp. Med 56(1): 63-67.

Vane, J. R. e R. M. Botting. 1997. Mecanismo de ação dos fármacos semelhantes à aspirina. Semin Arthritis. Rheum. 26(6): 2-10.

Victor, M. D., A.V. David, R. B. Jhon, U. A. Manuela e T. J. Juan. 2014. Efeito analgésico e efeitos colaterais do celecoxib e meloxicam na osteoartrite da anca canina Rev. MVZ Córdoba 19(3): 4289-4300.

Wani, A. R., S. U. Nabi, S. A. Bhat, O. S. Shah, N. A. Kutchy e R. K. Roy. 2014. Parâmetros farmacocinéticos do meloxicam após a sua administração oral em cabras. Vet. World. 7(3): 141-145.

Wojtulewski, J.A., M. Schattenkirchner, P. Barcelo, X. Leloet, P.J.R. Bevis, E. Bluhmki, e M. Distel. 1996. A six-month double-blind trial to compare the efficacy and safety of meloxicam 7.5 mg daily and naproxen750 mg Daily inpatients with rheumatoid arthritis. British. J. Rheum. 35 (l): 22-28.

Supervisor: **DR. REHANA BURIRO**

Professor Associado

Departamento de Farmacologia Veterinária

Faculdade de Zootecnia e Ciências Veterinárias

Universidade de Agricultura de Sindh

Tandojam

Co-orientador I: **DR. TOUFIQUE A. QURESHI**

Professor e Presidente

Departamento de Farmacologia Veterinária

Faculdade de Zootecnia e Ciências Veterinárias

Universidade de Agricultura de Sindh

Tandojam

Co-orientador II: **DR. SAEED A. SOOMRO**

Professor Assistente

Departamento de Fisiologia e Bioquímica Veterinária

Faculdade de Zootecnia e Ciências Veterinárias

Universidade de Agricultura de Sindh

Tandojam

Local de trabalho Departamento de Farmacologia Veterinária

Universidade de Agricultura de Sindh Tandojam

Duração do trabalho Um ano académico

Unidade Educativa Envolvida Universidade de Agricultura de Sindh Tandojam

APROVADO **PELO ALUNO**

DR. REHANA BURIROABRAR **AHMAD**

Professor AssociadoReg . N.º 2K13-PH-107

Departamento de Farmacologia VeterináriaEstudante de Mestrado em Filosofia

Faculdade de Zootecnia e (M.Phil) em Farmacologia Veterinária

Ciências Veterinárias Agricultura de Sindh

Universidade

Tandojam

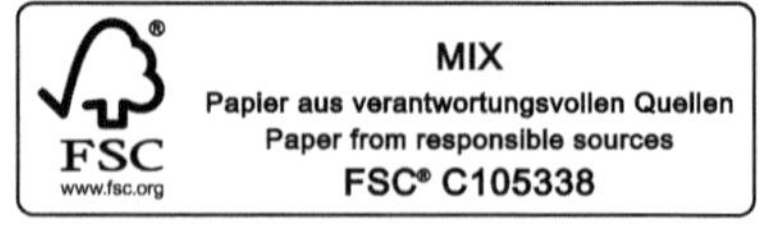

Printed by Books on Demand GmbH, Norderstedt / Germany